Gesund Alt werden

Heinz - Günther Sänger

Der Autor:

Heinz - Günther Sänger
leidenschaftlicher Leser und
vielseitig interessierter Autor,
lebt seit 2020 mit seiner zweiten
Ehefrau in Thailand.

Gesund Alt werden

Ausgewogene Ernährung und gesunde Lebensweise

von

Heinz - Günther Sänger

Widmung

Für Britta und Laura

1. Edition, 2023

No. 4/2 , Moo.7

A.Mueang , Ban Khok

67000 Phetchabun

Inhaltsverzeichnis:

Kapitel 1: Einleitung zur gesunden Ernährung im Alter

Zunächst möchte ich mich selbst erst einmal bei ihnen vorstellen und ihnen aus meinen Leben erzählen und weshalb ich glaube, das eine gesunde Ernährung gerade für uns Senioren sehr wichtig ist.

Ich habe leider sehr lange Zeit nicht auf meine Ernährung geachtet, habe mir Fast Food hineingestopft, wenn mein Magen knurrte und hatte immer sehr viel Stress und Ärger auf der Arbeit. Alles das schlug mir auf den Magen und ich hatte Probleme mit Reflux, außerdem war ich übergewichtig und bekam zu hohen Blutdruck. Alles in allem lebte und ernährte ich mich sehr ungesund. Dann mit 56 Jahren kam für mich der persönliche Super Gau, nach 36 Ehejahren fand meine Frau das ein jüngerer Mann besser zu Ihr passen würde, ich war am Boden, ganz unten und begann zu trinken. Wenn ich so weiter gemacht hätte, wäre ich heute nicht mehr am Leben. Zum Glück habe ich zwei phantastische Töchter, die Älteste hat Ökotrophologie (Ernährungswissenschaften) studiert und die jüngere ist examinierte Krankenschwester. Von beiden habe ich sehr viel gelernt und mich an die Ratschläge der beiden gehalten. Ich hörte auf zu trinken, habe angefangen etwas Sport zu treiben und vor allen Dingen habe ich gelernt mich gesund zu ernähren. Heute mit 67 Jahren und seit 2 Jahren in Rente geht es mir gesundheitlich so gut wie noch nie. Ich lebe mittlerweile in Thailand und habe eine sehr liebe und nette thailändische Witwe geheiratet, die meine Vorliebe für gesundes Essen und einen gesunden Lebensstil teilt. Wir treiben täglich etwas Sport und essen sehr viel Gemüse und Obst, was natürlich in Thailand sehr viel einfacher ist wie in Deutschland. Wenn ich sehe, was alleine bei uns im Garten wächst, damit könnte ich in Deutschland ein Geschäft eröffnen. Bananen, Mango, Kokosnüsse, Wassermelonen, Papayas und Noni (darauf komme ich später nochmal zurück). Aber auch Gemüsesorten, die ich aus Europa noch gar nicht kannte, die thailändische Küche gehört nicht umsonst zu den gesündesten und besten Küchen der Welt.

Eine gesunde und ausgewogene Ernährung ist in jedem Lebensalter wichtig. Mit zunehmendem Alter können jedoch spezifische Ernährungsbedürfnisse auftreten, die berücksichtigt werden sollten, um optimale Gesundheit und Lebensqualität zu gewährleisten.

Ältere Menschen, die allgemein als Menschen ab 65 Jahren bezeichnet werden, haben unterschiedliche Ernährungsbedürfnisse, die auch von persönlichen Umständen wie Vorerkrankungen oder allgemeiner Fitness abhängen können. Diejenigen, die gesund und fit sind, haben oft kaum andere Ernährungsbedürfnisse als jüngere Menschen, vorausgesetzt, ihre Ernährung ist abwechslungsreich und vollwertig.

Trotzdem können Mangelerscheinungen auftreten. Ein Verlust an Sinneswahrnehmung und Durstempfinden, Schwierigkeiten beim Schlucken oder Kauen, Verdauungsprobleme und andere altersbedingte Veränderungen können zu Mangelerscheinungen führen. Änderungen in der Magenschleimhaut und eine reduzierte Produktion von Magensäure können auch die Aufnahme wichtiger Vitamine und Mineralstoffe verringern.

Einer der Schlüssel zur Aufrechterhaltung einer gesunden Ernährung im Alter ist es, sich bewusst zu sein, dass Ernährungsbedürfnisse individuell sind und von vielen Faktoren abhängen. Es ist wichtig, regelmäßige ärztliche Untersuchungen zu nutzen, um mögliche Nährstoffmängel frühzeitig zu erkennen und zu beheben. In einigen Fällen kann es notwendig sein, Nahrungsergänzungsmittel einzunehmen, jedoch sollte dies immer unter ärztlicher Aufsicht erfolgen.

Darüber hinaus sind Übergewicht und Adipositas auch bei älteren Menschen ein wachsendes Problem, wobei 68,2 Prozent der über 65-jährigen Männer und 56,3 Prozent der Frauen in dieser Altersgruppe davon betroffen sind. Daher sollte gesunde Ernährung zusammen mit regelmäßiger körperlicher Aktivität gefördert werden, um ein gesundes Körpergewicht aufrechtzuerhalten und die Lebensqualität im Alter zu verbessern.

Mit zunehmendem Alter ändern sich die Bedürfnisse des menschlichen Körpers. Insbesondere müssen ältere Menschen auf eine ausreichende Zufuhr von Proteinen, Vitamin D und Wasser achten, um fit und beweglich zu bleiben. Denn die Fähigkeit des Körpers, beispielsweise Vitamin D über die Haut durch Sonneneinstrahlung aufzunehmen, nimmt mit dem Alter ab. Daher ist eine externe Zufuhr von Vitamin D in Form von Tropfen oder Kapseln ab einem Alter von 65 Jahren notwendig.

Proteine sind ebenfalls wichtig, da sie dazu beitragen, den Verlust von Muskelmasse, der mit dem Altern einhergeht, zu begrenzen. Es ist nicht nur die Menge an Protein, die zählt, sondern auch die regelmäßige Aufnahme im Laufe des Tages.

Die Energieanforderungen des Körpers nehmen mit dem Alter ab, aber der Bedarf an Nährstoffen wie Vitaminen und Mineralien bleibt gleich. Daher sollten Lebensmittel gewählt werden, die viele Nährstoffe enthalten. Das heißt, es ist besser, sorgfältig ausgewählte Lebensmittel zu essen, anstatt einfach weniger zu essen.

Soziale Unterstützung kann ebenfalls einen großen Einfluss auf die Ernährung im Alter haben. Viele ältere Menschen neigen dazu, kleinere Mengen und weniger abwechslungsreich zu essen. Soziale Aktionen wie das gemeinsame Essen unter Freunden, mit der Familie oder in der Gruppe können dem entgegenwirken. Dienste wie Mahlzeitendienste oder gemeinschaftliche Mahlzeiten können dabei hilfreich sein.

Es ist wichtig, sich daran zu erinnern, dass jeder Mensch individuell ist und dass die Ernährungsbedürfnisse mit dem Alter variieren können. Einige Menschen können aufgrund von genetischen Faktoren oder Lebensstilentscheidungen zusätzliche Bedürfnisse haben. Es ist immer eine gute Idee, mit einem Arzt oder Ernährungsberater zu sprechen, um einen Ernährungsplan zu entwickeln, der auf die spezifischen Bedürfnisse und Umstände zugeschnitten ist.

Der Alterungsprozess jedes Menschen ist individuell. Personen ab einem Alter von 65 Jahren zählen zu den älteren Menschen und werden wie folgt eingeteilt:

- 65- bis 74-Jährige: junge, aktive Seniorinnen/Senioren
- 75- bis 89-Jährige: Betagte und Hochbetagte
- 90- bis 99-Jährige: Höchstbetagte
- 100-Jährige: Langlebige, Hundertjährige

Dabei ist die Gruppe 65 plus auch in Hinblick auf den Gesundheitszustand, die Selbstständigkeit und die eventuelle Pflegebedürftigkeit sehr unterschiedlich. Eine ausgewogene Ernährung sowie die Auswahl von Lebensmitteln mit einer hohen Nährstoffdichte sind für diese Altersgruppe besonders wichtig.

Kapitel 2: Einzigartige Ernährungsbedürfnisse älterer Erwachsener

Mit zunehmendem Alter können sich die Ernährungsbedürfnisse aufgrund verschiedener Faktoren wie verminderte körperliche Aktivität, veränderter Stoffwechsel und veränderte Körperzusammensetzung ändern. Die Befriedigung dieser besonderen Ernährungsbedürfnisse ist entscheidend für die Förderung eines gesunden Alterns und die Vorbeugung chronischer Krankheiten bei älteren Erwachsenen. Nachfolgend finden Sie einige wichtige Informationen über die spezifischen Ernährungsbedürfnisse älterer Erwachsener, die auf den vorliegenden Informationen basieren:

Nährstoffreiche Ernährung: Ältere Erwachsene haben einen ähnlichen oder sogar höheren Nährstoffbedarf als jüngere Erwachsene, obwohl sie weniger Kalorien benötigen. Eine nährstoffreiche Ernährung ist wichtig, um sicherzustellen, dass sie angemessen ernährt werden und gleichzeitig ihre Kalorienzufuhr im Griff haben. Dabei sollte man sich auf Lebensmittel konzentrieren, die pro Kalorie eine große Menge an essenziellen Nährstoffen liefern.

Erhöhte Proteinzufuhr: Die Proteinzufuhr ist für den Erhalt der Muskelmasse von entscheidender Bedeutung, insbesondere bei älteren Erwachsenen, die zum Muskelabbau neigen. Viele ältere Erwachsene nehmen zu wenig Eiweiß zu sich, was sich negativ auf ihre Gesundheit auswirken kann. Deshalb wird empfohlen, Eiweißquellen wie Meeresfrüchte, Milchprodukte, angereicherte Sojaalternativen, Bohnen, Erbsen und Linsen zu verwenden.

Die Bedeutung von Vitamin B12: Eine ausreichende Zufuhr von Vitamin B12 ist für ältere Erwachsene besonders wichtig, da die Aufnahme dieses Vitamins mit dem Alter abnehmen kann. Der Verzehr von Lebensmitteln, die reich an Vitamin B12 sind, oder die Einnahme von Nahrungsergänzungsmitteln, wie sie von Gesundheitsfachleuten empfohlen werden, kann helfen, einen Mangel zu vermeiden.

Flüssigkeitszufuhr: Eine ausreichende Flüssigkeitszufuhr ist für ältere Menschen von entscheidender Bedeutung, auch wenn das Durstgefühl mit zunehmendem Alter nachlassen kann, so dass es für sie schwieriger wird, ausreichend Flüssigkeit zu sich zu nehmen. Geeignete Getränke wie ungesüßte Fruchtsäfte, fettarme oder fettfreie Milch, angereicherte Sojagetränke und Wasser sind zu empfehlen, um den Flüssigkeits- und Nährstoffbedarf zu decken.

Gesunde Essgewohnheiten: Ältere Erwachsene können vom Verzehr einer Vielzahl von nährstoffreichen Lebensmitteln profitieren, darunter Obst, Gemüse, Vollkornprodukte und Milchprodukte. Gleichzeitig sollten sie die Aufnahme von zugesetztem Zucker, gesättigten Fetten und Natrium reduzieren, um die allgemeine Gesundheit zu fördern.

Überlegungen zu Kau- und Schluckbeschwerden: Manche ältere Menschen haben Schwierigkeiten beim Kauen oder Schlucken. Um diesen Schwierigkeiten Rechnung zu tragen, kann es hilfreich sein, mit verschiedenen Lebensmitteltexturen zu experimentieren, um sicherzustellen, dass sie ihre Mahlzeiten trotzdem genießen können.

Gemeinsame Mahlzeiten und soziale Unterstützung:
Gemeinsame Mahlzeiten und die soziale Unterstützung durch Familie und Freunde können sich positiv auf das ernährungsphysiologische Wohlbefinden älterer Menschen auswirken.

Sicherheit im Umgang mit Lebensmitteln: Ein sicherer Umgang mit Lebensmitteln ist wichtig, um lebensmittelbedingten Krankheiten vorzubeugen, die für ältere Menschen mit einem schwächeren Immunsystem schwerwiegendere Folgen haben können.

Zugang zu Ernährungsressourcen: Es gibt verschiedene staatliche Ressourcen, die ältere Erwachsene beim Zugang zu nahrhaften Mahlzeiten unterstützen. Dazu gehören Gemeinschaftsverpflegung vom DRK, Lebensmitteldienste verschiedener Tafeln und städtische Dienste sowie Pflegedienste verschiedenster Einrichtungen.

Kognitive Gesundheit und Alzheimer-Krankheit: Für ältere Erwachsene ist auch die kognitive Gesundheit ein wichtiger Aspekt des allgemeinen Wohlbefindens. Die Alzheimer-Krankheit ist eine fortschreitende Hirnerkrankung, von der viele Erwachsene ab 65 Jahren betroffen sind. Eine frühzeitige Erkennung des kognitiven Abbaus ermöglicht ein besseres Management von chronischen Erkrankungen und eine bessere Planung der Gesundheitsversorgung. Die Stiftung Alzheimer Initiative und die Deutsche Alzheimer Stiftung, nur um einige zu nennen, zielen darauf ab, die Gesundheit des

Gehirns als Teil der öffentlichen Gesundheitspraxis durch verschiedene Initiativen und Partnerschaften zu fördern.

Zusammenfassend lässt sich sagen, dass ältere Erwachsene besondere Ernährungsbedürfnisse haben, die sorgfältig beachtet werden müssen, damit sie ihr Wohlbefinden erhalten und gesund altern können. Eine nährstoffreiche Ernährung, die reich an essenziellen Nährstoffen ist, eine erhöhte Proteinzufuhr, ausreichend Vitamin B12, eine angemessene Flüssigkeitszufuhr und soziale Unterstützung sind allesamt entscheidende Faktoren für die Förderung der Gesundheit älterer Erwachsener. Wenn ältere Menschen diese Richtlinien befolgen und die verfügbaren Ernährungsressourcen nutzen, kann jeder Bissen auf ihrem Weg zu einem gesunden Altern von Bedeutung sein.

Kapitel 3: Die Wichtigkeit einer ausgewogenen Ernährung

Die Bedeutung einer ausgewogenen Ernährung kann gar nicht hoch genug eingeschätzt werden. Eine ausgewogene Ernährung ist eine Schlüsselkomponente für die Erhaltung der allgemeinen Gesundheit und des Wohlbefindens. Dazu gehört der Verzehr einer Vielzahl von nährstoffreichen Lebensmitteln aus verschiedenen Lebensmittelgruppen bei gleichzeitiger Einschränkung von verarbeiteten und kalorienarmen Lebensmitteln. Lassen Sie uns die Bedeutung einer ausgewogenen Ernährung auf der Grundlage der vorliegenden Informationen näher beleuchten:

Gesundheitliche Vorteile: Eine ausgewogene Ernährung bietet sowohl für Erwachsene als auch für Kinder zahlreiche gesundheitliche Vorteile. Bei Erwachsenen kann sie zu einer längeren Lebensdauer, gesünderer Haut, gesünderen Zähnen und Augen, einer verbesserten Muskel- und Knochenstärke, einem gestärkten Immunsystem und einem geringeren Risiko für Herzerkrankungen, Diabetes und bestimmte Krebsarten führen [2]. Außerdem unterstützt eine ausgewogene Ernährung gesunde Schwangerschaften und das Stillen sowie eine bessere Funktion des Verdauungssystems. Bei Kindern fördert sie ein gesundes Wachstum, die Entwicklung des Gehirns und unterstützt eine gesunde Haut, Zähne und Augen. Sie trägt auch zur Stärkung des Immunsystems, zur Verbesserung der Muskel- und Knochenstärke und zur Erreichung eines gesunden Gewichts bei [2].

Krankheitsvorbeugung: Einer der wichtigsten Aspekte einer ausgewogenen Ernährung ist, dass sie eine wichtige Rolle bei der Prävention verschiedener Krankheiten spielt. Mit einer Ernährung, die reich an Obst, Gemüse, Vollkornprodukten und gesunden Eiweißquellen wie magerem Fleisch, Fisch, Bohnen, Nüssen und Hülsenfrüchten ist, versorgen wir unseren Körper mit wichtigen Vitaminen, Mineralien, Antioxidantien, Kohlenhydraten, Eiweiß und gesunden Fetten [3]. Dies trägt dazu bei, das Risiko für chronische Krankheiten wie Herzkrankheiten, Krebs, Schlaganfall und Typ-2-Diabetes zu verringern [3].

Nährstoffvielfalt: Eine ausgewogene Ernährung stellt sicher, dass wir ein breites Spektrum an Nährstoffen erhalten, die für das reibungslose Funktionieren unseres Körpers notwendig sind. Obst, Gemüse, Getreide, Milchprodukte und eiweißhaltige Lebensmittel liefern alle wichtige Nährstoffe wie Vitamine, Mineralien und andere Mikronährstoffe, die verschiedene Körperfunktionen unterstützen [3]. Diese Nährstoffe sind wichtig für die Aufrechterhaltung gesunder Organsysteme, die Unterstützung des Immunsystems und die Förderung der allgemeinen Vitalität.

Personalisierte Ernährung: Es ist wichtig, zu wissen, dass der Kalorienbedarf und die Anforderungen an die Ernährung von Faktoren wie Alter, Geschlecht und Aktivitätsniveau abhängen [3]. Eine ausgewogene Ernährung kann erreicht werden, indem man sich auf regionales und saisonales Obst und Gemüse, Vollkornprodukte und gesunde Proteinquellen konzentriert. Personen mit besonderen Ernährungsvorlieben oder -einschränkungen, wie Veganer oder Menschen mit einer

Glutenunverträglichkeit, können geeignete Alternativen in ihre Ernährung aufnehmen, um eine ausgewogene Ernährung zu erreichen [3].

Ungesunde Lebensmittel meiden: Zu einer ausgewogenen Ernährung gehört es, den Verzehr von verarbeiteten Lebensmitteln, raffiniertem Getreide, Zuckerzusatz und Alkohol einzuschränken [3]. Diese Lebensmittel können zur Gewichtszunahme beitragen, das Risiko für chronische Krankheiten erhöhen und sich negativ auf die allgemeine Gesundheit auswirken. Indem wir ihren Verzehr minimieren, schaffen wir einen gesünderen Lebensstil.

Zusammenfassend lässt sich sagen, dass eine ausgewogene Ernährung für die Erhaltung der Gesundheit, die Vorbeugung von Krankheiten und die Förderung des allgemeinen Wohlbefindens unerlässlich ist. Indem wir eine Vielzahl von nährstoffreichen Lebensmitteln aus verschiedenen Lebensmittelgruppen zu uns nehmen und ungesunde Optionen auf ein Minimum reduzieren, können wir unseren Körper mit den notwendigen Nährstoffen versorgen, die er zum Gedeihen braucht. Es ist immer von Vorteil, sich von Fachleuten des Gesundheitswesens oder Diätassistenten persönlich beraten zu lassen, um sicherzustellen, dass die individuellen Ernährungsbedürfnisse erfüllt werden, und um einen gesünderen Lebensstil zu fördern.

Kapitel 4: Proteinreiche Lebensmittel für Muskel- und Knochenerhaltung

Proteinreiche Lebensmittel spielen eine entscheidende Rolle bei der Erhaltung und Förderung der Muskel- und Knochengesundheit. Sie liefern die wesentlichen Bausteine, die für Muskelreparatur, -wachstum und -erhalt benötigt werden, und unterstützen gleichzeitig die Knochendichte und -festigkeit. Auf der Grundlage der vorliegenden Informationen sind hier einige eiweißreiche Lebensmittel aufgeführt, die für den Erhalt von Muskeln und Knochen von Vorteil sind:

Fisch: Fisch, wie z. B. Lachs und Thunfisch, ist eine ausgezeichnete Quelle für hochwertiges Eiweiß. Sie enthalten außerdem Omega-3-Fettsäuren, die nicht nur die Muskelgesundheit unterstützen, sondern auch zur Knochengesundheit beitragen [3].

Geflügel ohne Haut: Hühner- und Putenbrust sind magere Eiweißquellen und damit eine gute Wahl für den Muskelaufbau. Außerdem enthalten sie im Vergleich zu anderen Proteinquellen weniger gesättigte Fettsäuren, was für die allgemeine Gesundheit von Vorteil sein kann [1].

Mageres Fleisch: Mageres Rindfleisch wie Filet oder Lende ist reich an Proteinen und kann zum Erhalt und Wachstum der Muskeln beitragen. Die Aufnahme in eine ausgewogene Ernährung kann für Personen, die Muskelmasse aufbauen oder erhalten wollen, von Vorteil sein [1].

Eier: Eier sind eine vollständige Proteinquelle, d. h. sie enthalten alle neun essenziellen Aminosäuren, die für den Muskelaufbau und das Muskelwachstum erforderlich sind. Sie sind auch eine gute Quelle für Vitamin D, das die Kalziumaufnahme für die Knochengesundheit unterstützt [2].

Hülsenfrüchte: Bohnen und Soja sind pflanzliche Eiweißquellen, die eine Reihe von Nährstoffen liefern, die für den Muskelerhalt und die Knochengesundheit wichtig sind. Sie sind außerdem reich an Ballaststoffen und anderen Mikronährstoffen, was sie zu einer wertvollen Ergänzung jeder Ernährung macht [1].

Fettarme Molkereiprodukte: Milchprodukte wie Joghurt und Hüttenkäse sind ausgezeichnete Protein- und Kalziumquellen, die beide für die Erhaltung der Knochengesundheit und die Unterstützung der Muskelfunktion wichtig sind [1]2].

Nüsse: Bestimmte Nüsse, wie z. B. Mandeln, sind reich an Proteinen und enthalten wichtige Nährstoffe zur Erhaltung der Muskel- und Knochengesundheit. Sie enthalten auch gesunde Fette, die für das allgemeine Wohlbefinden von Vorteil sind [2].

Griechischer Joghurt: Griechischer Joghurt ist eine proteinreiche Milchvariante, die sich besonders positiv auf den Erhalt und die Wiederherstellung der Muskeln auswirkt. Er enthält außerdem Probiotika, die die Darmgesundheit unterstützen [3].

Garnele: Garnelen sind eine kalorienarme Proteinquelle, die zum Muskelaufbau beitragen kann und wichtige Nährstoffe wie Selen und Vitamin B12 liefert [3].

Dosenlachs: Dosenlachs ist nicht nur reich an Proteinen, sondern auch eine hervorragende Quelle für Omega-3-Fettsäuren, die sowohl für die Muskel- als auch die Knochengesundheit von Vorteil sind [2]3].

Die Aufnahme einer Vielzahl dieser proteinreichen Lebensmittel in eine ausgewogene Ernährung kann dazu beitragen, die Muskeln zu erhalten und starke und gesunde Knochen zu fördern. Denken Sie daran, dass eine ausgewogene Ernährung in Kombination mit regelmäßiger Bewegung für eine optimale Muskel- und Knochengesundheit unerlässlich ist.

Kapitel 5: Die Rolle von Vitaminen und Mineralien

Im Alter wird die Rolle von Vitaminen und Mineralstoffen noch wichtiger, da der Körper verschiedene Veränderungen durchmacht und der Nährstoffbedarf anders sein kann als in jüngeren Jahren. Die richtige Zufuhr von lebenswichtigen Vitaminen und Mineralstoffen ist für die Erhaltung der allgemeinen Gesundheit und des Wohlbefindens älterer Erwachsener von wesentlicher Bedeutung. Im Folgenden werden einige wichtige Punkte zur Rolle von Vitaminen und Mineralstoffen im Alter genannt, die auf den vorliegenden Informationen basieren:

Essenzielle Vitamine und Mineralstoffe: Ältere Erwachsene benötigen eine Reihe von lebenswichtigen Vitaminen und Mineralstoffen für ein reibungsloses Funktionieren des Körpers. Dazu gehören die Vitamine A, C, D, E, K und die B-Vitamine sowie wichtige Mineralstoffe wie Jod, Fluorid, Kalzium, Magnesium und Kalium [1]. Diese Nährstoffe spielen eine wichtige Rolle bei der Aufrechterhaltung verschiedener Körperfunktionen, der Unterstützung des Immunsystems, der Knochengesundheit, der Wahrnehmung und des Energiestoffwechsels.

Bevorzugte Nahrungsquellen: Die Zufuhr dieser lebenswichtigen Vitamine und Mineralstoffe über eine ausgewogene Ernährung ist der alleinigen Einnahme von Nahrungsergänzungsmitteln vorzuziehen [1]. Eine ausgewogene Ernährung, die eine Vielzahl von nährstoffreichen Lebensmitteln enthält, kann die notwendigen Vitamine und Mineralstoffe liefern, die ältere Erwachsene benötigen, um gesund und aktiv zu bleiben.

Empfohlene Tageszufuhr: Die empfohlene Tagesdosis an Vitaminen und Mineralstoffen für ältere Erwachsene kann variieren, und es ist wichtig, diese Richtlinien zu kennen. So sollte die empfohlene Tagesdosis für Vitamin D etwa 15-20 mcg, für Vitamin E etwa 15 mg, für Folsäure etwa 400 mcg DFE und für Vitamin K etwa 90-120 mcg betragen [1]. Eine ausreichende Zufuhr von Mineralstoffen wie Magnesium (320-420 mg) und Kalium (2.600-3.400 mg) ist ebenfalls wichtig, während die Natriumzufuhr auf 2.300 mg (bzw. 1.500 mg für Menschen mit hohem Blutdruck) begrenzt werden sollte [1].

Mögliche Nebenwirkungen und Wechselwirkungen: Ältere Erwachsene sollten bei der Einnahme von Nahrungsergänzungsmitteln Vorsicht walten lassen, da diese potenzielle Nebenwirkungen haben oder mit Medikamenten in Wechselwirkung treten können. Es ist ratsam, vor der Einnahme von Nahrungsergänzungsmitteln einen Arzt zu konsultieren, um die Sicherheit und die Angemessenheit für den individuellen Gesundheitszustand zu gewährleisten [1].

Überwindung von Hindernissen für eine gesunde Ernährung: Ältere Erwachsene können mit bestimmten Hindernissen konfrontiert sein, die einer gesunden Ernährung im Wege stehen, wie z. B. Budgetbeschränkungen, verminderter Appetit und Schwierigkeiten beim Kauen und Schlucken. Die Bewältigung dieser Herausforderungen und die Suche nach praktischen Lösungen zur Gewährleistung einer ausgewogenen Aufnahme essenzieller Nährstoffe ist wichtig für die Unterstützung der allgemeinen Gesundheit im Alter [2].

Die Rolle von Multivitaminen: Multivitamine können eine praktische Lösung sein, um potenzielle Nährstofflücken in der Ernährung älterer Erwachsener zu schließen, insbesondere dann, wenn die Nahrung allein nicht alle Nährstoffbedürfnisse abdeckt. Auch wenn die Wirksamkeit von Multivitaminen zur Vorbeugung von Krankheiten ungewiss ist, deuten Studien darauf hin, dass Multivitamine die Erhaltung des Gedächtnisses bei älteren Menschen, insbesondere bei Menschen mit Herzerkrankungen, unterstützen könnten [3]. Multivitamine sollten jedoch nicht als Ersatz für eine ausgewogene Ernährung betrachtet werden, sondern eher als Ergänzung, um eine angemessene Nährstoffzufuhr zu gewährleisten.

Ungewöhnliche Nahrungsergänzungsmittel: Es gibt Nahrungsergänzungsmittel, die ich persönlich nicht als solche sehe, eher als außergewöhnliches Geschenk der Natur. Darunter fallen bestimmte Pilze, Gemüse und Obstsorten, die bei richtiger Dosierung und Zubereitung unseren Körper bei vielen Krankheiten bis hin zum Krebs unterstützen können. Sie alle hier aufzuführen würde den Rahmen dieses Buches bei weitem sprengen. Im Folgenden habe ich einige aufgeführt, über die ich bereits ein Buch geschrieben habe.

Noni: Der Nonibaum ist eine Pflanzenart aus der Gattung Morinda innerhalb der Familie der Rötegewächse. Die Noni ist die Frucht des Nonibaumes. So soll er nicht nur bei Entzündungen und Magengeschwüren helfen, sondern den Körper auch bei Herz-Kreislaufkrankheiten und Depressionen unterstützen. Auch werden ihm Anti-Aging-Effekte zugeschrieben, er soll Falten reduzieren und sogar Krebs vorbeugen können. Noni-Wurzeln, -Stamm, -Rinde, -Blätter, -Blüten und -Früchte werden als Medizin verwendet. Vor allem der Fruchtsaft ist sehr kaliumreich. Außerdem enthält er Vitamin C, Vitamin A und viele andere Chemikalien, die bei der Reparatur geschädigter Zellen im Körper helfen und das Immunsystem aktivieren können. Mehr und ausführlichere Informationen in meinem Buch bei Amazon erhältlich: https://www.amazon.de/dp/B0BP4D28CX

Schwarzer Knoblauch: Erfahren Sie mehr über die Geschichte und den gesundheitlichen Nutzen von fermentierten, schwarzen Knoblauch. Fermentierter Knoblauch schützt unsere Zellen, die Darmflora und gilt als wahrer Booster fürs Immunsystem. Und der sogenannte Black Garlic ist viel schmackhafter, als sein Aussehen vermuten lässt. Mit seiner süßen Pflaumennote verfeinert er Reis- oder Nudelgerichte und eignet sich als Gewürz. Mehr und ausführlichere Informationen in meinem Buch bei Amazon erhältlich: https://www.amazon.de/dp/B0BJNBVJRY

Zwiebeln: die unglaubliche Kraft der Zwiebel, als Grundzutat in der gesunden Küche zu enthüllen und ihre Vielseitigkeit, ihren Nährwert und ihren einzigartigen Geschmack zu präsentieren ist hier mein Bestreben. Wir befassen uns mit der Geschichte und dem Anbau von Zwiebeln, gehen auf ihr Nährwertprofil und ihre medizinischen Eigenschaften ein und bieten eine Fülle von köstlichen und nahrhaften Rezepten, die Sie die Zwiebel in einem neuen Licht sehen lassen. Mehr und ausführlichere Informationen in meinem Buch bei Amazon erhältlich: https://www.amazon.de/dp/B0C1J1WQMF

Chilis: Indien und Südostasien sind bekannt für ihre Vorliebe für scharfe Speisen. Studien haben gezeigt, dass der Verzehr von Chilischoten auch für Europäer viele gesundheitliche Vorteile bietet. Chili kann den Cholesterinspiegel senken, die Magenschleimhaut schützen und sogar die Kalorienverbrennung anregen. Daher sollten wir alle öfter zu Chili greifen, um von diesen positiven Effekten zu profitieren. Mehr und ausführlichere Informationen in meinem Buch bei Amazon erhältlich: https://www.amazon.de/dp/B0C2S4D6QQ

Ingwer: Ingwer wird als eine natürliche Heilpflanze angesehen. Die Knolle hat positive Auswirkungen auf das Immunsystem und kann bei Erkältungen, Schmerzen und Übelkeit helfen. Dass Ingwer gesund für Körper und Geist ist, haben Heiler und Ärzte in China und Indien schon vor rund 5000 Jahren gewusst. Seitdem hat sich die tropische Heilpflanze über die ganze Welt verbreitet und gilt mittlerweile als echtes Superfood. Mehr und ausführlichere Informationen in meinem Buch, bei Amazon erhältlich: https://www.amazon.de/dp/B0C2S1M8B7

Aloa Vera: Wissenschaftler haben inzwischen über 200 Inhaltsstoffe in der Aloe vera identifiziert. Es ist wichtig zu wissen, dass die Wirksamkeit der Aloe vera nicht einfach auf einzelne Inhaltsstoffe zurückzuführen ist, sondern auf die außergewöhnlichen Kombinationen von Wirkstoffen. Die Mono- und Polysaccharide der Aloe vera (in Saft und Gel) haben entzündungshemmende, antibakterielle, antivirale, antimykotische, immunstimulierende und verdauungsfördernde Eigenschaften. Mehr und ausführlichere Informationen in meinem Buch, bei Amazon erhältlich: https://www.amazon.de/dp/B0C2RM913L

Kurkuma: Kurkuma ist schon lange fester Bestandteil der Ayurveda-Heilkunde. Im Curry, der «goldenen Milch» oder einem Ingwer-Kurkuma-Tee wirkt die gelbe Knolle schmerzlindernd, antibakteriell und entzündungshemmend. Kurkuma soll zudem der Hautalterung vorbeugen und auch Krankheiten wie Alzheimer oder Krebs. Mehr und ausführlichere Informationen in meinem Buch, bei Amazon erhältlich: https://www.amazon.de/dp/B0C47YRYR3

Löwenmähnenpilz: (Hericium erinaceus) ebenso wie andere Powerpilze enthält die Löwenmähne eine Menge Mineralstoffe und Spurenelemente, dazu gehören unter anderem Eisen, Magnesium, Kalium, Zink, Selen und Phosphor. Wissenschaftler haben sich auf die Spurensuche begeben. Sie konnten beispielsweise nachweisen, dass der Löwenmähnenpilz bei älteren Menschen zur Verbesserung der geistigen Leistungsfähigkeit beiträgt. Mehr und ausführlichere Informationen in meinem Buch, bei Amazon erhältlich: https://www.amazon.de/dp/B0C5GCT1XV

Schwarzkümmelöl: Schwarzkümmel (Nigella sativa), der oft als „Wunderkraut" bezeichnet wird, hat eine reiche Geschichte, die über 3000 Jahre zurückreicht. Er ist für seine heilenden Eigenschaften bekannt, wurde im Grab von König Tutanchamun gefunden und in der Bibel erwähnt. Der Prophet Mohammed erklärte bekanntlich, dass Schwarzkümmel jede Krankheit außer dem Tod heilen könne. Angesichts dieses tief verwurzelten Vermächtnisses waren diese bescheidene Pflanze und ihr Öl Gegenstand zahlreicher wissenschaftlicher Studien, die ihr therapeutisches Potenzial bestätigten. Mehr und ausführlichere Informationen in meinem Buch, bei Amazon erhältlich: https://www.amazon.de/dp/B0CC4S5MS9

Dies war jetzt nur eine kleine Auswahl dessen, was die Natur Gutes für uns bereithält. Nicht umsonst sagt man, dass gegen alles ein Kraut gewachsen sei, man muss es nur aufspüren und konsequent einsetzen. Naturheilmittel sind keine pharmazeutischen Keulen, die sofort wirken, man muss Ihnen die Zeit geben die sie brauchen ihre Heilkraft zu entfalten. Aber dann haben sie ein mächtiges Werkzeug, gegen alle möglichen Arten von Krankheiten die keinerlei negativen Nebenwirkungen auf Ihren Körper haben.

Zusammenfassend lässt sich sagen, dass Vitamine und Mineralstoffe eine wichtige Rolle für die Gesundheit und das Wohlbefinden im Alter spielen. Ältere Erwachsene sollten sich um eine ausgewogene Ernährung bemühen, die reich an nährstoffreichen Lebensmitteln ist, um ihren spezifischen Nährstoffbedarf zu decken. Auch wenn Nahrungsergänzungsmittel wie Multivitamine in bestimmten Situationen hilfreich sein können, sollten sie mit Vorsicht und unter Anleitung von Fachleuten des Gesundheitswesens eingenommen werden. Regelmäßige Kontrolluntersuchungen und eine individuelle Ernährungsberatung können dazu beitragen, dass ältere Erwachsene die richtige Menge an Vitaminen und Mineralstoffen erhalten, um ihre Gesundheit im Alter zu erhalten.

Kapitel 6: Kalorienbedarf im Alter

Mit zunehmendem Alter kann sich der Kalorienbedarf aufgrund verschiedener Faktoren ändern, z. B. durch einen Rückgang der Stoffwechselrate, ein verändertes Maß an körperlicher Aktivität und eine veränderte Körperzusammensetzung. Die Deckung eines angemessenen Kalorienbedarfs ist wichtig für die Erhaltung der allgemeinen Gesundheit und des Wohlbefindens im Alter. Die vorliegenden Informationen enthalten zwar keine direkten Angaben zum Kalorienbedarf älterer Erwachsener, ich kann jedoch allgemeine Hinweise zu diesem Thema geben:

Kalorienbedarf im Alter: Der Kalorienbedarf älterer Erwachsener hängt von mehreren Faktoren ab, darunter Alter, Geschlecht, Gewicht, Größe, körperliche Aktivität und allgemeiner Gesundheitszustand. Im Allgemeinen benötigen ältere Erwachsene aufgrund eines geringeren Grundumsatzes und eines möglicherweise niedrigeren Aktivitätsniveaus weniger Kalorien als jüngere Erwachsene. Es ist jedoch wichtig, zu wissen, dass der individuelle Kalorienbedarf erheblich variieren kann.

Gesundes Essen und ausgewogene Ernährung: Ältere Erwachsene sollten sich auf eine ausgewogene Ernährung konzentrieren, die eine Vielzahl von nährstoffreichen Lebensmitteln enthält, um ihren Nährstoffbedarf zu decken und gleichzeitig die Kalorienzufuhr zu kontrollieren. Der Schwerpunkt liegt dabei auf Vollkornprodukten, magerem Eiweiß,

Obst, Gemüse und gesunden Fetten. Eine angemessene Zufuhr von Vitaminen, Mineralien und anderen wichtigen Nährstoffen ist entscheidend für die allgemeine Gesundheit und die Vermeidung von Nährstoffmangel.

Ernährungsprogramme und -ressourcen: Ernährungsprogramme und -ressourcen, die speziell für ältere Erwachsene entwickelt wurden, können wertvolle Hinweise zur Erfüllung ihrer Ernährungsbedürfnisse geben. Das „Toolkit for Senior Nutrition Programs" und Ressourcen auf Websites wie Nutrition.gov bieten nützliche Tipps und Informationen für ältere Erwachsene und ihre Betreuer, um sicherzustellen, dass sie die richtige Ernährung für ihr Alter und ihren Gesundheitszustand erhalten [1]2.

Nahrungsergänzungsgetränke: In manchen Fällen kann es für ältere Menschen schwierig sein, ihren Kalorien- und Nährstoffbedarf allein durch regelmäßige Mahlzeiten zu decken. Nahrungsergänzungsgetränke können unter der Anleitung von medizinischem Fachpersonal in Betracht gezogen werden, um zusätzliche Nährstoffe zuzuführen und die allgemeine Gesundheit zu unterstützen.

Kalorien-Rechner: Die bereitgestellten Informationen enthalten zwar einen allgemeinen Kalorienrechner, aber es ist wichtig zu beachten, dass die Rechner in der Regel auf allgemeinen Bevölkerungsdurchschnittswerten basieren und möglicherweise nicht die besonderen Bedürfnisse älterer Menschen berücksichtigen. Eine individuelle Ernährungsberatung durch medizinisches Fachpersonal, wie z. B. Diätassistenten, kann genauer sein und auf die individuellen Bedürfnisse des Einzelnen zugeschnitten werden.

Zusammenfassend lässt sich sagen, dass der Kalorienbedarf im Alter aufgrund individueller Faktoren variieren kann und, dass es für ältere Erwachsene wichtig ist, auf eine ausgewogene Ernährung zu achten, die ihren Ernährungsbedürfnissen entspricht. Die Beratung durch medizinisches Fachpersonal und die Nutzung von Ernährungsressourcen für ältere Erwachsene können dazu beitragen, dass sie eine angemessene Kalorienzufuhr beibehalten und die allgemeine Gesundheit und das Wohlbefinden in ihren späteren Jahren unterstützen.

Kapitel 7: Gesunde Getränke für ältere Erwachsene

Gesunde Getränke für ältere Erwachsene sollten darauf ausgerichtet sein, wichtige Nährstoffe zu liefern und gleichzeitig angenehm und leicht zu konsumieren zu sein. Mit zunehmendem Alter ist es wichtig, ausreichend Flüssigkeit zu sich zu nehmen und sich richtig zu ernähren, um die allgemeine Gesundheit und das Wohlbefinden zu fördern. Auf der Grundlage der vorliegenden Informationen werden hier einige gesunde Getränkeoptionen für ältere Erwachsene vorgestellt:

Nährstoffhaltige Getränke: Nahrungsergänzungsgetränke für Erwachsene und Senioren können eine bequeme Option sein, um eine ausreichende Nährstoffzufuhr zu gewährleisten, insbesondere für Menschen mit eingeschränkter Mobilität oder einem vollen Terminkalender. Diese Getränke sind in verschiedenen Geschmacksrichtungen und Konsistenzen erhältlich und bieten ein ausgewogenes Verhältnis von Eiweiß, Kohlenhydraten und manchmal auch Fett. Bei einigen dieser Getränke ist jedoch Vorsicht geboten, da sie viel Zucker enthalten. Bei der Auswahl von Ernährungsgetränken ist es wichtig, die individuellen gesundheitlichen Bedürfnisse und Ernährungsgewohnheiten zu berücksichtigen, um eine übermäßige Zuckeraufnahme zu vermeiden [1].

Fertige Ernährungsgetränke: Im Handel sind speziell für ältere Menschen konzipierte Ernährungsgetränke erhältlich, wie z. B. Ensure Plus, Boost Plus und Orgain. Diese Getränke haben einen hohen Kaloriengehalt und enthalten eine Reihe von Vitaminen und Mineralstoffen, so dass sie sich als Mahlzeitenersatz oder -ergänzung für Personen eignen, die ungewollt an Gewicht verlieren oder Schwierigkeiten bei der Zubereitung von Mahlzeiten haben [2]. Es ist wichtig, die Produkte auszuwählen, die den Senioren schmecken und die sie auch tatsächlich zu sich nehmen.

Gesunde hausgemachte Optionen: Selbstgemachte Ernährungsgetränke können eine hervorragende Alternative für diejenigen sein, die Bioprodukte bevorzugen oder besondere Ernährungspräferenzen haben. Kalorienreiche Shakes und Smoothies können mit nährstoffreichen Zutaten zubereitet werden, um einen unbeabsichtigten Gewichtsverlust zu verhindern und eine Gewichtszunahme zu fördern, falls erforderlich. Die Anpassung dieser Getränke an den individuellen Geschmack und die Ernährungsbedürfnisse stellt sicher, dass die Senioren sie als angenehm und wohltuend empfinden [2].

Aromatisiertes Sprudelwasser: Aromatisiertes Sprudelwasser ist eine feuchtigkeitsspendende Option mit geringem Zuckergehalt. Es ist eine erfrischende Alternative zu normalem Wasser und kann eine gute Wahl für Senioren sein, die ein wenig Geschmack ohne zusätzliche Kalorien wünschen [3].

Grüner Tee: Grüner Tee bietet Vitalitätsvorteile und antioxidative Eigenschaften, was ihn zu einem gesunden Getränk für ältere Erwachsene macht. Seine potenziell positiven Auswirkungen auf den Stoffwechsel und die kognitiven Funktionen können sich positiv auf das allgemeine Wohlbefinden von Senioren auswirken [3].

Smoothies: Smoothies sind eine vielseitige Option, die mit einer Vielzahl von nahrhaften Zutaten individuell zusammengestellt werden kann. Sie können Eiweiß, gesunde Fette, Ballaststoffe, Obst und Gemüse enthalten und bieten so ein abgerundetes Getränk, das den Nährstoffbedarf und die Flüssigkeitszufuhr von Senioren unterstützen kann [3].

Hibiskustee: Hibiskustee ist für seine antioxidativen Eigenschaften und seine potenziell blutdrucksenkende Wirkung bekannt. Er ist eine geschmackvolle Option, die zur allgemeinen Gesundheit und zum Wohlbefinden älterer Menschen beitragen kann [3].

Kokosnusswasser: Kokosnusswasser hat einen süßen und nussigen Geschmack und liefert gleichzeitig wichtige Elektrolyte. Es kann für ältere Menschen eine feuchtigkeitsspendende und angenehme Wahl sein, besonders bei heißem Wetter oder nach körperlicher Betätigung [3].

Fettarme und fettfreie Milch: Fettarme und fettfreie Milch sind ausgezeichnete Quellen für Kalzium und andere wichtige Nährstoffe. Sie können zur Knochengesundheit beitragen und sind eine gute Quelle für die Flüssigkeitsversorgung älterer Menschen [3]. Neueste Studien haben ergeben, dass es nichts Besseres bei einer Dehydrierung gibt wie Milch, da es nicht nur den Flüssigkeitshaushalt wieder ausgleicht, sondern auch die verlorenen Mineralien und Vitamine. Vorausgesetzt, dass sie keine Laktoseintoleranz haben, dann sollten sie darauf achten, laktosefreie Milch zu sich zu nehmen.

Kefir: Kefir, ein fermentiertes Milchgetränk, ist reich an Probiotika, die das Immunsystem und die Darmgesundheit unterstützen können. Es kann eine nützliche Ergänzung der Ernährung von Senioren sein, insbesondere zur Förderung der Verdauungsgesundheit [3].

Wie gesund ist Lassi: Im Gegensatz zu Smoothies halten die Drinks auf Joghurt- oder Molkebasis dank ihres hohen Eiweißgehalts lange satt. Außerdem sorgen die Milchsäurebakterien und Ballaststoffe für eine geregelte Verdauung und unterstützen die Darmflora.

Ayran: Die türkische Variante des Joghurt-Wasser-Mischgetränkes nennt sich Ayran. Er wird nur als salzige Variante getrunken. Als Basis dient ein voll-fetter türkischer Schafs- oder Kuhmilchjoghurt, der stark säuernde Bakterienkulturen enthält.

Dugh: nennt man die iranische und afghanische Variante des Getränks. Auch der Dugh wird eher salzig getrunken, außerdem ist das verwendete Wasser meist kohlensäurehaltig. Er wird zum Beispiel mit Gewürzen wie Kreuzkümmel, klein gehackter Minze, Petersilie oder Estragon verfeinert. Außerdem gibt es eine Variante mit klein gewürfelter Gurke, wodurch das Getränk eine besondere Konsistenz erhält.

Zusammenfassend lässt sich sagen, dass sich gesunde Getränke für ältere Menschen auf die Flüssigkeitszufuhr und die Versorgung mit wichtigen Nährstoffen konzentrieren sollten, um die allgemeine Gesundheit zu unterstützen. Getränke wie aromatisiertes Sprudelwasser, grüner Tee, Smoothies und nahrhafte vorgefertigte oder selbst zubereitete Getränke können die Ernährung älterer Menschen hervorragend ergänzen, da sie sowohl Flüssigkeit als auch wichtige Vitamine und Mineralstoffe liefern. Letztlich sind die besten Getränke für ältere Menschen diejenigen, die sie gerne und regelmäßig zu sich nehmen, um eine angemessene Flüssigkeits- und Nährstoffzufuhr zu gewährleisten.

Kapitel 8: Ernährung für spezielle Bedingungen und Krankheiten

Die Ernährung spielt eine entscheidende Rolle für die Gesundheit und das Wohlbefinden älterer Erwachsener, insbesondere wenn es um die Bewältigung spezieller Bedingungen und Krankheiten geht, die im Alter auftreten können. Mit zunehmendem Alter verändert sich unser Körper in vielfältiger Weise, und die Ernährungsbedürfnisse älterer Menschen können sich von denen jüngerer Menschen unterscheiden. Hier finden Sie einen umfassenden Überblick über die Ernährungsempfehlungen für ältere Menschen mit besonderen Beschwerden und Krankheiten:

Allgemeine Richtlinien für ältere Erwachsene:

Ältere Erwachsene haben einen geringeren Kalorienbedarf, benötigen aber ähnliche oder mehr Nährstoffe als jüngere Erwachsene.

- Eine gesunde Ernährungsweise mit nährstoffreichen Lebensmitteln, einschließlich Obst, Gemüse, Vollkornprodukten, Milchprodukten und mageren Eiweißquellen, ist von wesentlicher Bedeutung.
- Es wird empfohlen, den Zusatz von Zucker, gesättigten Fetten und Natrium zu reduzieren.
- Eine ausreichende Flüssigkeitszufuhr ist wichtig, da das Durstgefühl mit zunehmendem Alter nachlässt.

- Alkohol sollte nur in Maßen konsumiert werden, da er sich bei älteren Menschen schneller bemerkbar macht und das Unfallrisiko erhöht.
- Die Unterstützung von Gesundheitsdienstleistern, Familie und Freunden ist für die Förderung gesunder Ernährungsgewohnheiten unerlässlich.

Vitamin B12-Absorption:

- Die Aufnahme von Vitamin B12 kann mit dem Alter abnehmen. Daher können Gesundheitsfachkräfte Nahrungsergänzungsmittel oder angereicherte Lebensmittel empfehlen, um den Bedarf zu decken.

Alzheimer-Krankheit und kognitive Gesundheit:

- Für ältere Erwachsene mit Alzheimer oder kognitiven Beeinträchtigungen ist es wichtig, die Gesundheit des Gehirns und die Früherkennung zu fördern.
- Die Deutsche Alzheimer Gesellschaft e. V. Selbsthilfe Demenz (DAlzG) sammelt Daten und unterstützt Initiativen zur Bekämpfung von Demenz durch Fahrpläne und Partnerschaften.
- Die Nationale Demenzstrategie sieht vor, eine niedrigschwellige Erstbegleitung von Menschen mit beginnender Demenz durch ehrenamtliche Personen auszubauen. Initiativen und Organisationen sind aufgerufen, solche Angebote aufzubauen und zu erproben. Zur Unterstützung bietet die DAlzG auch fachliche Begleitung an:
- für Personen und Träger, die solche Angebote koordinieren
- für die ehrenamtlichen Begleitungen selbst

- Kontaktvermittlung zu Referentinnen und Referenten für die Schulung der Ehrenamtlichen
- zur Förderung des Austausches der umsetzenden Organisationen untereinander.
- Die DAlzG arbeitet eng mit der Netzwerkstelle Lokale Allianzen der BAGSO - Bundesarbeitsgemeinschaft der Seniorenorganisationen e. V. zusammen. Die „Ehrenamtliche Erstbegleitung" und die Handreichung sollen in ihrer Wirksamkeit wissenschaftlich evaluiert werden.

Tipps für einen gesunden Alltag

- Wenn Sie darauf achten, dass diese Lebensmittel regelmäßig auf Ihren Tisch kommen, haben Sie schon viel getan, um Ihr Alzheimer-Risiko zu senken:
- Vitamine aus Obst und Gemüse: Genießen Sie sie roh, zum Beispiel als Fingerfood.
- Zellschutz bieten auch die Polyphenole aus Olivenöl, Heidelbeeren und rotem Traubensaft.
- Omega-3-Fettsäuren sind in fettem Fisch sowie in kaltgepresstem Raps-, Oliven- und Leinsamenöl enthalten. Verwenden Sie es kalt, zum Beispiel in Salaten.
- Essen Sie Nüsse in kleinen Mengen. Sie enthalten wertvolle Eiweißbausteine, Spurenelemente und Fette.
- Auch Kaffee und grüner Tee schützen durch Antioxidantien.
- Trinken Sie mindestens 1,5 Liter Wasser pro Tag.
- Essen Sie nur geringe Mengen an rotem Fleisch.

Empfohlene Nährstoffe:

- Eine abwechslungsreiche Ernährung mit ausreichend Eiweiß, Kalium, Kalzium, Vitamin D, Ballaststoffen und Vitamin B12 wird für ältere Erwachsene empfohlen.

- Der Verzehr von Meeresfrüchten, Milchprodukten, Soja-alternativen, Bohnen, Erbsen und Linsen kann zum Erhalt der Muskelmasse und der allgemeinen Gesundheit bei-tragen.

Flüssigkeitszufuhr und Gewichtsmanagement:

- Eine ausreichende Flüssigkeitszufuhr ist wichtig, und ältere Erwachsene sollten Wasser, ungesüßte Fruchtsäfte, fett-arme Milch oder angereicherte Sojagetränke zu sich nehmen.
- Die Aufrechterhaltung eines gesunden Gewichts ist für die allgemeine Gesundheit und die Vorbeugung chronischer Krankheiten von Vorteil.

Geselligkeit und Genuss:

- Das gesellige Beisammensein bei den Mahlzeiten steigert den Genuss und fördert gesunde Essgewohnheiten.

Körperliche Aktivität:

- Regelmäßige körperliche Betätigung wird älteren Erwach-senen als Teil eines gesunden Lebensstils nahegelegt.

Nutzung von Ernährungsressourcen:

- Verschiedene staatliche Einrichtungen wie Gemeinschafts-verpflegung, SNAP, CSFP, Hauslieferdienste und das Child and Adult Care Food Program unterstützen ältere Menschen beim Zugang zu gesunden Lebensmitteln.

- Denken Sie daran, dass die Ernährungsbedürfnisse jedes Einzelnen je nach Gesundheitszustand, Medikamenten und allgemeinem Gesundheitszustand variieren können. Es ist wichtig, dass ältere Erwachsene sich mit ihren Gesundheitsdienstleistern oder Diätassistenten beraten, um ihren Ernährungsplan an ihre individuellen Bedürfnisse und Umstände anzupassen.

Insgesamt kann eine ausgewogene und nährstoffreiche Ernährung in Verbindung mit regelmäßiger körperlicher Betätigung und sozialem Engagement erheblich zur Gesundheit und zum Wohlbefinden älterer Menschen beitragen, selbst wenn spezielle Bedingungen und Krankheiten vorliegen.

Kapitel 9: Sicherheitsaspekte bei der Lebensmittelzubereitung

Das Garen und Aufwärmen von Lebensmitteln bei der richtigen Temperatur und Zeit tötet schädliche Bakterien ab. Achten Sie bei Huhn, Ente, Schwein und Innereien darauf, dass die Kerntemperatur 75 °C erreicht und das Fleisch nicht mehr rosa ist und kein klarer Saft austritt. Rinder- und Lammsteaks können blutig serviert werden, wenn sie außen richtig gegart werden. Verwenden Sie ein Thermometer, um 75 °C für das Innere zu erreichen. Fisch und Schalentiere können roh verzehrt werden, aber das Kochen tötet Bakterien ab; das Einfrieren von Fisch vor dem Verzehr tötet Parasiten ab. Beim Grillen sollten zu wenig gekochte Speisen und Kreuzkontaminationen vermieden werden, während aufgewärmte Speisen 75 °C erreichen und innerhalb von 2 Tagen verbraucht werden sollten. Das mehrfache Aufwärmen von Lebensmitteln erhöht das Risiko einer Lebensmittelvergiftung.

Es ist wichtig, der Lebensmittelsicherheit für unsere Gesundheit Priorität einzuräumen. Über 200 Krankheiten können durch unsichere Lebensmittel verursacht werden, von denen täglich Millionen von Menschen betroffen sind. Um eine sichere Lebensmittelzubereitung zu gewährleisten, ist Sauberkeit von entscheidender Bedeutung. Waschen Sie sich gründlich die Hände, reinigen Sie Oberflächen und achten Sie auf die Küchenbereiche, um die Übertragung von Bakterien zu verhindern. Achten Sie beim Kochen darauf, dass das Fleisch bei der richtigen Temperatur gegart wird, und verwenden Sie ein Lebensmittelthermometer. Kühlen Sie Reste umgehend ab und erwärmen Sie Speisen gleichmäßig in der Mikrowelle. Lebensmittel richtig einfrieren und lagern, um Austrocknung und Gefrierbrand zu vermeiden. Wenn wir diese Praktiken befolgen, können wir uns vor lebensmittelbedingten Krankheiten schützen und ein gesünderes Esserlebnis fördern.

Die Familie des Mafioso Al Capone spielte eine überraschende Rolle in der Geschichte der Lebensmittelkennzeichnung, als sie sich für die Kennzeichnung von Milch einsetzte, nachdem ein Familienmitglied an verunreinigter Milch erkrankt war. Später wurden Mindesthaltbarkeitsdaten eingeführt, und in den 1970er Jahren hielten sie Einzug in die Verkaufsregale. Mit Hilfe des Datums können wir unsichere Lebensmittel vermeiden, denn auch gefährliche Produkte können gut aussehen und riechen. Das Verfallsdatum ist für die Sicherheit von entscheidender Bedeutung, da es angibt, wann ein Lebensmittel nicht mehr sicher ist.

Haltbarkeitsdatum und Verbrauchsdatum – Worin liegt der Unterschied?

Sie haben im Vorratsschrank eine Tafel Schokolade mit weißen, fleckigen Stellen gefunden – Was tun? Ab in die Tonne? Nein, wahrscheinlich wurde die Schokolade nur falsch gelagert und ist noch zum Backen geeignet.

Was sagt das Mindesthaltbarkeitsdatum aus?

Verpackte Lebensmittel, bis auf einige Ausnahmen, müssen ein Mindesthaltbarkeitsdatum (MHD) tragen. Dieses MHD muss deutlich lesbar auf dem Etikett angebracht werden. Zu finden ist es häufig im gleichen Sichtfeld wie die Verkehrsbezeichnung. Steht es an anderer Stelle, muss darauf hingewiesen werden, wo man es findet. Zum Beispiel „Mindestens haltbar bis: siehe Deckel". Bei frischer Ware wie Obst und Gemüse am Stück, Essig, Salz oder Zucker in fester Form ist kein Haltbarkeitsdatum erforderlich.

Laut Lebensmittelinformationsverordnung ist das Mindesthaltbarkeitsdatum „das Datum, bis zu dem das Lebensmittel unter angemessenen Aufbewahrungsbedingungen seine spezifischen Eigenschaften behält". Es gibt damit eine Hilfestellung für den sicheren Umgang mit Lebensmitteln. Häufig sind auf der Verpackung ergänzende Hinweise aufgeführt, wenn besondere Lagerbedingungen, wie zum Beispiel Temperaturen, eingehalten werden müssen, um die Einhaltung der Mindesthaltbarkeit zu gewährleisten.

Können Lebensmittel nach Ablauf des Mindesthaltbarkeitsdatums noch gegessen werden?

Das Mindesthaltbarkeitsdatum ist kein Verfallsdatum. Es sagt nicht, dass die Ware nach Ablauf des Datums verdorben ist. Verbraucher müssen nach Ablauf des Datums selbst prüfen, ob das Lebensmittel noch genießbar ist. Viele Lebensmittel können auch noch nach Ablauf des MHD gegessen werden. Müsli ist beispielsweise nach Ablauf des MHD in der Regel noch genießbar. Sind Nüsse enthalten, können diese leicht ranzig werden. A und O ist die sachgemäße Lagerung der Produkte. Auch Nudeln, Reis oder Mehl sind bei trockener, richtiger Lagerung nach Ablauf des MHD haltbar. Lebensmittel, die lange gelagert werden, sind anfällig für Schädlinge und sollten deshalb in verschließbaren Behältnissen aufbewahrt werden. Werden die Produkte nicht trocken genug gelagert, können sich schnell Schimmelpilze bilden.

Es ist immer ratsam, vor Ablauf des Mindesthaltbarkeitsdatums die Qualität von Lebensmitteln zu überprüfen. Beschädigte Verpackungen können zu einem schnelleren Verderb führen. Es ist jedoch auch möglich, Lebensmittel nach Ablauf des MHDs noch zu konsumieren.

Bevor Sie ein Lebensmittel entsorgen, das das MHD überschritten hat, sollten Sie Ihre Sinne einsetzen. Überprüfen Sie die Farbe des Lebensmittels - ist sie noch in Ordnung? Riecht es wie erwartet? Ist die Verpackung intakt oder aufgebläht? Hat es den typischen Geschmack? Gibt es Anzeichen von Schimmelbildung? Wenn Sie Zweifel haben, ist es am besten, das Lebensmittel zu entsorgen.

Wann wird das Verbrauchsdatum angegeben?

Lebensmittel, die leicht verderblich sind, müssen ein Verbrauchsdatum haben, das als „zu verbrauchen bis..." angegeben wird. Bei nicht verpackten Lebensmitteln sollte das Verbrauchsdatum auf einem Schild neben dem Produkt stehen. Gleichzeitig wird angegeben, wie das Lebensmittel gelagert werden sollte. Diese Informationen finden sich zum Beispiel auf Hackfleisch, Geflügelfleisch, Fertigsalaten oder Rohmilch. Diese Lebensmittel sind anfällig für das Wachstum von Keimen und Bakterien. Aus diesem Grund besteht nach Ablauf des Verbrauchsdatums ein Gesundheitsrisiko und das Lebensmittel sollte nicht mehr als sicher betrachtet werden. Nach Ablauf des Verbrauchsdatums darf das Produkt nicht mehr verkauft werden. Sie sollten solche Produkte nicht mehr konsumieren, sondern entsorgen.

Sollten sie eine Reise nach Asien planen, so möchte ich ihnen hier noch ein paar Tipps für ihre Gesundheit mitgeben. Ich selbst wohne bereits seit 2020 in Thailand und hatte bisher noch nie Probleme mit dem Essen. Achten sie beim Street Food darauf dort zu essen, wo auch möglichst viele Einheimische ihr Essen zu sich nehmen, dort ist die Wahrscheinlichkeit einer Lebensmittelvergiftung am geringsten. Die Hygiene ist in diesen Ländern mehr als gewöhnungsbedürftig, aber mir ist, wie bereits vorher erwähnt noch nie passiert, dass ich ein verdorbenes Essen bekommen hätte.

Allerdings kann der europäische Magen nicht immer mit diesen fremden Speisen mithalten. Es können Symptome wie Durchfall, Übelkeit oder sogar eine Lebensmittelvergiftung auftreten. Dies liegt meist daran, dass unser Magen nicht mit den unbekannten Gewürzen, Geschmacksrichtungen, Lebensmitteln und harmlosen Bakterien vertraut ist.

Eine besondere Gefahr besteht darin, dass behandeltes Obst und Gemüse Keime und Verunreinigungen enthalten können. Daher ist es ratsam, Obst immer zu schälen und Gemüse entweder zu kochen oder zu garen. Leider sollte man Salat in der Regel meiden, es sei denn, es handelt sich um größere Restaurants mit strengen Hygienevorschriften.

Nicht alle Streetfood-Anbieter sind gleich. Es ist wichtig, zu bedenken, dass man oft nicht weiß, wie lange das Essen schon liegt und wie frisch es ist. Besonders bei gekochten oder gebratenen Würstchen oder Eiern, die in der Hitze Südostasiens angeboten werden, kann die Haltbarkeit begrenzt sein. Daher ist es ratsam, sich für Gerichte und Fleisch zu entscheiden, die frisch vor den eigenen Augen zubereitet werden. Auch Suppen, die noch köcheln, sind in der Regel unbedenklich zu essen. Zusätzlich ist es wichtig, auf die hygienischen Bedingungen zu achten. Sollten die Hände der Köche halbwegs sauber sein und sauberes Geschirr verwendet werden?

In Deutschland ist es üblich, dass das Leitungswasser trinkbar ist und sogar als gesund gilt. Sie können problemlos eine Flasche aus dem Wasserhahn abfüllen und das Wasser trinken, sogar auf Flughäfen. In Thailand, den Philippinen, Kambodscha und anderen Ländern ist dies jedoch nicht der Fall.

Auch wenn es nicht umweltfreundlich ist, wird empfohlen, in südostasiatischen Ländern nur Wasser aus vollständig verschlossenen Flaschen zu trinken. Selbst in Touristengebieten wie Pattaya und Phuket, wo sich die Wasserqualität verbessert hat, ist Vorsicht geboten. Das Auswärtige Amt empfiehlt, Wasser mit Kohlensäure zu kaufen, da es leichter ist, bereits geöffnete Flaschen zu erkennen.

Ein eiskaltes Getränk ist besonders angenehm bei hohen Temperaturen. Aber Vorsicht, es gibt versteckte Gefahren: Oft werden Eiswürfel aus Leitungswasser hergestellt. Für Thailand kann ich sagen, dass man unbedenklich Eiswürfel bestellen kann, in anderen Ländern Südostasiens bin ich mir da nicht so sicher.

Kapitel 10: Zu Hause kochen: Schnelle leckere Rezepte für Ihre Gesundheit.

Schnell, lecker, und gesund: Wenn man wenig Zeit hat, muss man nicht auf Fast Food zurückgreifen. Mit diesen Tipps und Rezepten können Senioren in kurzer Zeit frische und gesunde Mittagessen kochen.

Viele Senioren haben keine Lust, jeden Tag stundenlang am Herd zu stehen, um aufwendige Mahlzeiten zuzubereiten. Die Gründe dafür sind vielfältig:

- - Das Einkaufen und Nach-Hause-Tragen von frischen Zutaten   wie Kartoffeln und Gemüse ist schwierig für sie.
- - Sie haben Probleme, lange zu stehen, um das Mittagessen zuzubereiten.
- - Sie müssen auf jeden Cent achten und Fisch und Fleisch sind zu teuer.
- - Sie möchten nicht nur für sich alleine kochen und das gleiche Gericht tagelang essen.

Ältere Menschen, die regelmäßig im Freien aktiv sind, leisten einen großen Beitrag zu ihrer Gesundheit und fördern ihren Appetit. Experten für Ernährung empfehlen älteren Menschen, fünf kleine Mahlzeiten zu sich zu nehmen, die in angemessenen Portionen serviert werden. Eine optimale Ernährung für Senioren sollte Vollkornprodukte, Gemüse, Obst und frische Milchprodukte enthalten. Gelegentlich kann auch Fisch und

Fleisch in den Speiseplan integriert werden, um die Ernährung abzurunden.

Im Idealfall bereiten ältere Menschen ihr Mittagessen frisch zu. Es macht noch mehr Spaß, wenn sie es gemeinsam mit anderen zubereiten. Viele Supermärkte bieten bereits einen Lieferservice für Einkäufe nach Hause an. Und wie die folgenden Rezeptideen zeigen, dauert es gar nicht lange, bis ein leckeres und gesundes Gericht auf dem Tisch steht. Sie können diese Gerichte in weniger als einer Stunde zubereiten.

Frühstück

Haferbrei und Beeren: Geben Sie gefrorene oder frische Beeren in einen langsamen Kocher bei niedriger Hitzeeinstellung. Ein kleines Stückchen Butter, eine Portion Haferflocken und Wasser hinzufügen. Zugedeckt mehrere Stunden (oder über Nacht) auf niedriger Stufe kochen. Auf diese Weise erhält die Masse die Konsistenz eines Brot- und Butterpuddings. (Alternativ können Sie auch einfach ein paar Beeren in den warmen Haferbrei rühren).

Ein hartgekochtes Ei als Beilage frisches Obst und eine Scheibe Vollkorntoast.

Vollkornpfannkuchen oder -Waffeln für zusätzliche Ballaststoffe wählen Sie eine Marke, die Flachs enthält. Garnieren Sie sie mit frischen Beeren. Als Eiweißquelle können Sie auch eine Handvoll Walnüsse oder Mandeln essen.

Joghurt-Parfait Mischen Sie Joghurt, Nüsse und Obst zusammen. Das ist eine gute Kombination aus gesundem Fett, Vitamin C und Kohlenhydraten:

Power-Toast für gesundes Fett und etwas Eiweiß streichen Sie Erdnussbutter oder Mandelbutter auf Vollkorntoast; genießen Sie dazu frisches Obst.

Pochiertes Ei Legen Sie das Ei auf den Vollkorntoast und den gedünsteten Spargel. Mit etwas Butter bestreichen.

Mittagessen

Quinoa-Salat Gehacktes Pfannengemüse (Zwiebeln, Paprika, Pilze) anbraten. Mit Pinienkernen oder Pekannüssen und gekochtem Quinoa mischen. Mit italienischem Salatdressing anmachen. Frisch, warm oder kalt verzehren; hält sich gut im Kühlschrank. Es empfiehlt sich, Gemüse in Olivenöl zu dünsten oder zu sautieren, anstatt es zu kochen, da dadurch die Nährstoffe verloren gehen.

Eier und rote Kartoffeln ein Stück Butter in einer Pfanne zerlassen; Kartoffeln in Stücke Schneiden und bei mittlerer Hitze in die Pfanne geben. 2 Minuten lang zugedeckt braten. Dann das Rührei über die Kartoffeln gießen, pfeffern und schwenken, bis die Eier heiß sind. Statt mit Salz zu würzen, das zu Wassereinlagerungen und Bluthochdruck führen kann, verwenden Sie frische Kräuter und Gewürze.

Pommes frites gekochte rote Kartoffeln in Scheiben schneiden. Erhitzen Sie Olivenöl extra vergine in einer Pfanne und braten Sie die Kartoffeln bei mittlerer Hitze. Mit den Gemüseresten und geriebenem reifem Cheddarkäse belegen. Zugedeckt dünsten lassen und servieren.

Südwest-Omelett 2 Eier aufschlagen. 1 Esslöffel Olivenöl in eine Bratpfanne geben. Die Ei-mischung hineingießen; Pepper-Jack-Käsestücke und Salsa oder Chilisauce hinzufügen. Wenn die Eier fest sind, zusammenklappen und mit der in Scheiben geschnittenen Avocado servieren. Tipp: Chili und Gewürze helfen, geschwächte Geschmacksknospen zu stärken.

Lachs-Wrap Lachs ohne Knochen und Haut aus der Dose auf einen Vollkornwrap legen. Geben Sie gehackte Avocado, Tomaten, Grünzeug und Naturjoghurt dazu. Fest einwickeln, halbieren und servieren.

Abendessen

Gebackenes oder gegrilltes Lachssteak jedes Steak mit Tomaten, süßen Zwiebeln, getrocknetem oder frischem Basilikum, gehacktem Knoblauch und 1 Esslöffel nativem Olivenöl extra belegen. Jedes Fischstück fest in Alufolie einwickeln und bei niedriger Hitze (300 Grad) in den Ofen schieben. Wenn der Fisch aufgetaut ist, etwa 15 Minuten garen. Das Essen ist fertig, wenn der Fisch zart, aber noch feucht ist.

Lamm und Kartoffeln (Wenn Sie einige gekochte rote Kartoffeln vorrätig haben, können Sie schnelle und einfache Mahlzeiten zubereiten). Aus Lammhackfleisch kleine Fleischbällchen formen. Frisches Basilikum in Streifen reißen oder eine Prise getrocknetes Basilikum verwenden. Schneiden Sie vorgekochte rote Kartoffeln in kleine Stücke. Eine Knoblauchzehe in Scheiben schneiden. Natives Olivenöl extra in einer Pfanne erhitzen. Knoblauch und Basilikum bei mittlerer Hitze 5 Minuten anbraten. Lammfleisch hinzufügen und anbraten. Kartoffeln hinzufügen; 10 Minuten zugedeckt kochen. Die Zutaten durchschwenken und eine Prise gemahlenen Pfeffer hinzufügen. Weitere 5 Min. kochen.

Shrimps und Nudeln ein Stück Butter und 1 Esslöffel Olivenöl in einer Pfanne erhitzen. Gehackte frische Kräuter, Knoblauch und eine Handvoll Garnelen hinzufügen. Schwenken und kochen, bis die Garnelen gar sind. Auf einem Nudelbett anrichten und mit gehackten frischen Tomaten garnieren.

Leber und Fenchel Leberscheiben in einer Pfanne mit nativem Olivenöl extra anbraten. Mit gehacktem Fenchel, Zwiebeln und Kohl belegen. Zugedeckt dünsten, bis die Leber weich ist. Servieren.

Bohnen und Reis eine Dose schwarze, Pinto- oder weiße Bohnen aufwärmen. Mit braunem Reis, Hafer oder Gerste servieren. Sie können das Gericht auch in einem langsamen Kocher aufwärmen und später servieren.

Shrimps und frisches Grünzeug Braten Sie frisches Gemüse in einem Topf mit Olivenöl an (auch hier können Sie vorgeschnittenes Gemüse kaufen). Fügen Sie Cocktail-Garnelen hinzu, die Sie geschält, gekocht und gekühlt kaufen können. Mit einer Salatsoße aus Beerenvinaigrette und Limettenscheiben servieren.

Hähnchensalat Hähnchenbrust ohne Knochen und Haut bei mittlerer Hitze in einer Bratpfanne mit nativem Olivenöl extra anbraten. Salsa dazugeben. Das Hähnchen zerkleinern und im Kühlschrank aufbewahren, um es für Wraps, Salat oder Suppe zu verwenden.

Wenn das Kochen nicht mehr möglich ist: Beobachten Sie Ihre älteren Angehörigen und achten Sie auf Anzeichen dafür, dass sie in der Küche nicht mehr so geschickt - oder sicher - sind wie früher.

Einige Anzeichen dafür, dass ältere Menschen Hilfe bei der Zubereitung von Mahlzeiten benötigen, sind: verdorbene Lebensmittel im Kühlschrank, ein leerer Kühlschrank, nachlassende Energie oder Kraft beim Einräumen und Herausnehmen von Geschirr, eine eingeschaltete Herdplatte, unsichere Schneidetechniken, angebrannte Pfannen (Anzeichen dafür, dass sie zu lange auf dem Herd standen).

Einige Organisationen, die Hilfe leisten können, sind:

Essen auf Rädern: Die verschiedenen Organisationen gehen auf spezifische kulturelle und diätetische Anforderungen ein und liefert warme oder tiefgekühlte Mahlzeiten an Bedürftige im gesamten Bundesgebiet. Die Fahrer sind auch angewiesen, dafür zu sorgen, dass die älteren Personen sicher Ihr Essen bekommen.

Kapitel 11: Die Bedeutung des sozialen Aspekts beim Essen

Eine gesunde Ernährung ist für das allgemeine Wohlbefinden älterer Menschen von entscheidender Bedeutung, denn sie fördert die Langlebigkeit, die körperliche Gesundheit und die geistige Frische. Sie kann das Risiko chronischer Krankheiten verringern und die Unabhängigkeit im Alter verbessern. Neben der Ernährung ist auch der soziale Aspekt des Essens von entscheidender Bedeutung, da das gemeinsame Essen mit anderen die Freude am Essen erhöht und die Einhaltung einer gesunden Ernährung verbessert. Zu den Tipps für eine gesunde Ernährung im Alter gehören der Verzehr von viel Obst und Gemüse, die Berücksichtigung von Kalzium für die Knochengesundheit, die Aufnahme von guten Fetten wie Omega-3-Fettsäuren und verschiedene Proteinquellen für eine bessere Stimmung und Gehirnfunktion.

Die Kombination von gemeinsamen leckeren und ausgewogenen Mahlzeiten und gemeinsamen Spaziergängen unterstützt die körperliche und psychische Gesundheit. Bei Aktivitäten in Gemeinschaft mit anderen erleben ältere Menschen Freude und das Gefühl der Zugehörigkeit. Diese soziale Teilhabe bedeutet Wertschätzung und hat große Bedeutung für das Selbstwertgefühl und das psychische Wohlbefinden.

Ältere Menschen durch Angebote, zur sozialen Teilhabe aus ihrer Einsamkeit herauszuholen, ihnen eine leckere und nährstoffreiche Ernährung auch in Gemeinschaft anzubieten und ausreichend Bewegung zu ermöglichen, gehört zu den wichtigsten Aufgaben der Seniorenarbeit heute und in Zukunft.

DGE-Ernährungskreis

Der DGE-Ernährungskreis bietet eine einfache und schnelle Orientierung für eine gesundheitsfördernde Lebensmittelauswahl. Er teilt das reichhaltige Lebensmittelangebot in 7 Gruppen ein.

- Die „Getränke" stehen im Zentrum des DGE-Ernährungs-kreises und bilden mit einer täglichen Trinkmenge von rund 1,5 Litern mengenmäßig die größte Lebensmittelgruppe.
- Pflanzliche Lebensmittel befinden sich in den Gruppen „Gemüse und Salat", „Obst" sowie „Getreide, Getreideprodukte und Kartoffeln". Sie sind die Basis einer vollwertigen Ernährung und liefern Kohlenhydrate, Vitamine, Mineralstoffe, Ballaststoffe und sekundäre Pflanzenstoffe.
- Tierische Lebensmittel aus der Gruppe „Milch und Milchprodukte" sowie der Gruppe „Fleisch, Wurst, Fisch und Eier" ergänzen in kleineren Portionen den täglichen Speiseplan. Sie versorgen den Körper mit hochwertigem Protein, Vitaminen und Mineralstoffen.
- Bei der Gruppe der „Öle und Fette" ist vor allem die Qualität entscheidend. Pflanzliche Öle liefern wertvolle ungesättigte Fettsäuren und Vitamin E.

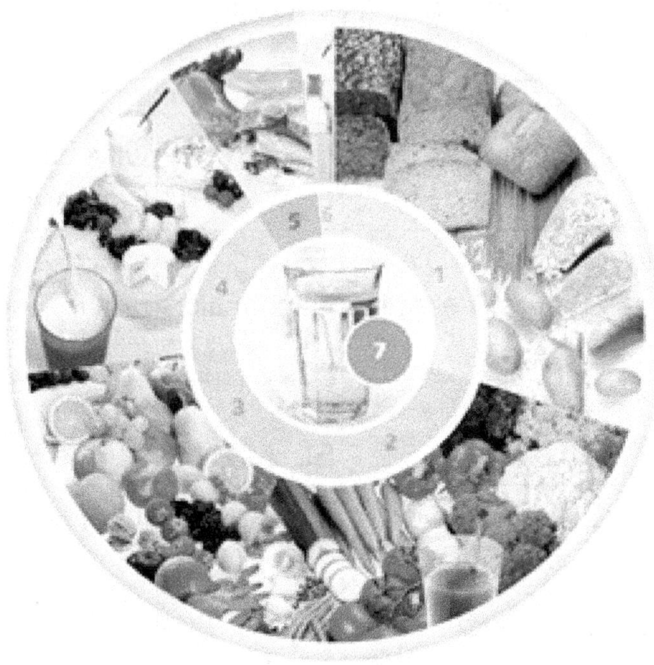

Kapitel 12: Budgetfreundliche gesunde Lebensmittel

Lebensmittel aus dieser Kategorie enthalten besonders viele ungesättigte Fettsäuren und/oder Folsäure, können den Cholesterinspiegel senken oder halten die Blutgefäße durch ihre spezielle Nährstoffkombination geschmeidig. Dazu zählen folgende Lebensmittel:

Lebensmittel	Top-Gehalt an	Wie oft essen?	Verwendung
Orange	Folsäure, Hesperidin	wöchentlich 2-3 Früchte	als Snack oder frisch gepresster Saft
Knoblauch	adernschützendem Allicin	nach Belieben	zu Pasta mit Olivenöl und viel Petersilie
Portulak	Alpha-Linolensäure, Votamin E	1x wöchentlich	als Salat mit Äpfeln und Rapsöl
Haferflocken	Beta-Glukanen, Zink	täglich 3-4 EL	im Müsli oder als warme Hafersuppe
Leinsamen	Alpha-Linolensäure, Lignanen	täglich 1 EL	im Müsli, in Joghurt, über Salat gestreut

Hering	Omega-3-Fett-säuren, Vitamin D	1x wöchentlich	Hering in Tomaten-sauce auf Brot
Thun-fisch	Omega-3-Fett-säuren, Jod	1x wöchentlich	gebraten mit Olivenöl und Zit-rone
Olivenöl	Ölsäure, Phyto-sterine	täglich 1-2 EL	zum Dünsten, Braten, zum Salat
Rapsöl	Alpha-Linolen-säure, Vitamin E	täglich 1-2 EL	zum Dünsten, Braten, zum Salat
Roter Trauben-saft	antioxidativem Resveratrol	mehrmals wöchentlich	als erfrischender Morgendrink

Beta-Carotin und andere Pigmente schützen die Haut vor äußeren Einflüssen und fördern die Zellerneuerung. Vitamin C strafft das Bindegewebe, während Vitamin E die Haut elastisch hält.

Lebens-mittel	Top-Gehalt an	Wie oft essen?	Verwendung
Melone	zellschüt-zendem Beta-Karotin	häufig in der Saison	gekühlt und pur, im Salat, im Müsli
Paprika	Vitamin C, Karotinoiden	häufig in der Saison	im Salat, mit Dip, gedünstet oder gebraten

Avocado	Vitamin E, B 6, Biotin	1 x wöchent-lich	als Guacamole oder Brotaufstrich
Tomaten (Dose)	antioxidativem Lypokin	1 x wöchent-lich	Pasta mit Tomaten-sauce
Wald-beeren (TK)	zellschüt-zenden Anthocyanen	mehrmals wöchent-lich	im Müsli, zu Joghurt oder Eis, als Drink
Aprikose (getrock-net)	Beta-Karotin, Vitamin E	täglich 3-4 Stück	als Snack. Wichtig: Wasser dazu trinken

Hier findest du Lebensmittel, die trotz ihres niedrigen Kalorien-gehalts reich an Vitaminen und Mineralstoffen oder sätti-genden Ballaststoffen sind. Damit sind sie ideal für alle, die auf ihre Linie achten, sich aber trotzdem gesund ernähren wollen.

Lebens-mittel	Top-Gehalt an	Wie oft essen?	Verwendung
Mango	Beta-Karotin, Vitamin C	häufig in der Saison	als Snack, mit Zitro-nensaft im Obstsalat
Chicorée	Bitterstoffen	häufig in der Saison	als Salat mit Jogurt-Honig-Sauce

Buttermilch	Kalzium, Eiweiß	2–3x wöchentlich	als Shake mit Mango
Putenbrust	B-Vitaminen	2–3x wöchentlich	mit Avocadocreme auf Vollkornbrot
Knäckebrot	Ballaststoffen	täglich 1–2 Scheiben	mit fettarmem Kräuterfrischkäse
Sauerkraut	Ballaststoffen, Senfölen	häufig in der Saison	mit Äpfeln gedünstet, als Suppe
Wildreis mit Gemüse	komplexen Kohlenhydraten	1–2x wöchentlich	mit gehackter Petersilie bestreut
Chili	Capsaicin	nach Belieben	als Scharfmacher – auch mal für Süßes
Mineralwasser	verschiedenen Mineralien	täglich 1,5 bis 3 Liter	stilles Wasser ist bekömmlicher

Komplexe Kohlenhydrate sorgen für eine lang anhaltende Sättigung und haben eine positive Wirkung auf den Insulinspiegel. Zudem enthalten die Lebensmittel B-Vitamine und Magnesium, die die Muskelfunktion unterstützen und wichtige Zellschutzstoffe liefern. Diese Nährstoffe sind besonders wichtig für Sportler und werden in unserer Fit-Food-Kategorie reichlich angeboten.

Lebens-mittel	Top-Gehalt an	Wie oft essen?	Verwendung
Apfel	Pektin, Poly-phenolen	täglich 1-2 Früchte	roh gerieben mit Zimt und Zitrone
Hage-butte	Vitamin C, Pektin	mehrmals wöchent-lich	Hagebuttenmus im Müsli, Dressing, Shake
Heidel-beeren	antioxidativen Anthocyanen	häufig in der Saison	als Shake mit Milch und Mandeln
Arti-schocke	Vitamin B 1, Inulin	häufig in der Saison	gekocht mit Joghurt-Knoblauch-Dip
Pellkar-toffel	komplexen Kohlenhydra-ten	2-3x wöchent-lich	mit Quark, Leinöl und Schnittlauch
Emmen-taler	Kalzium, Vita-min D	2-3x wöchent-lich	auf Brot
Roggen-vollkorn-brot	Ballaststoffen, B-Vitaminen	täglich 2 Scheiben	dick geschnitten, dünn bestrichen
Nuss-müsli	komplexen Kohlenhydra-ten	3-4x wöchent-lich	mit Früchten der Saison verfeinert
Hirse	Magnesium, Vitamin B 6	2x wöchent-lich	als Beilage zu Fisch, Tofu oder Fleisch

Kidney-bohnen	Ballaststoffen, Eiweiß	1x wöchent-lich	als Salat mit Toma-ten und Thunfisch
Zimt	Polyphenolen, ätherischen Ölen	nach Belieben	im Gulasch, zu Des-serts, auf Milch-schaum
Kürbis-kerne	Magnesium, Eisen	täglich 1 TL	als Snack, auf Sala-ten
Gemüse-saft	Karotinoiden, Flavonoiden	mehrmals wöchent-lich	als gesunder Aperitif vor dem Essen

Ein hoher Gehalt an zellschützenden Polyphenolen, Flavonoi-den und anderen sekundären Pflanzenstoffen kennzeichnet diese Kategorie. Wer viel davon verzehrt, senkt sein Krebs- und Infektionsrisiko und führt allen Zellen die optimalen Nähr-stoffe zu.

Lebens-mittel	Top-Gehalt an	Wie oft essen?	Anwendung
Kiwi	Vitamin C	3–4x wöchent-lich	als Snack, Chutney, Marmelade
Brokkoli	Isothiocyana-ten	2–3x wöchent-lich	in Asia-Gemüse-pfannen, im Salat

Petersilie	Chlorophyll, Karotinoiden	mehrmals wöchentlich	als Gewürz, Pesto oder Tabbouleh
probiotischer Joghurt	probiotischen Bakterien	wichtig: täglich	mit Hagebuttenmus und Leinsamen
Tofu	Phytoöstrogenen, Eiweiß	1x wöchentlich	statt Fleisch oder Fisch, in der Suppe
Rinderfilet	Zink, Eisen, Vitamin B 12	2x wöchentlich	in Streifen im Wok gebraten, mit Sesam
Spinat (TK)	Karotinoiden, Folsäure	2x wöchentlich	mit Tomaten und Olivenöl zu Pasta
Kurkuma	Kurkumin	nach Belieben	in Currys und Asia-Food
Meerrettich	Senfölen	1x wöchentlich	zu geräuchertem Lachs, auf Brot
dunkle Schokolade	antioxidativen Flavonoiden	täglich 1 Riegel	pur und mit geschlossenen Augen!
grüner Tee	Polyphenolen	täglich 1–2 Tassen	1 TL pro Tasse, 2 Min. ziehen lassen
Cranberrysaft	Proanthocyanidinen	mehrmals wöchentlich	zur Prophylaxe täglich 2 Gläser

Back to the Roots – zurück zu den Wurzeln. Denken sie an Ihre Kindheit, gab es bei ihnen zu Hause jeden Tag Fleisch oder Geflügel ? Bei uns zu Hause jedenfalls nicht ! Meine Eltern hatten gerade gebaut und mein Vater war einfacher Maurergeselle, da musste jeder Pfennig zweimal umgedreht werden. Aber weder meine Schwester noch ich oder meine Eltern litten an Mangelerscheinungen, wir wurden abwechslungsreich und vielseitig ernährt. Meine Mutter baute im eigenen Garten Obst und Gemüse an und ich habe heute noch den wunderbaren Geschmack und den Geruch der köstlichen „quer durch den Garten" Gemüsesuppe in der Nase. Es gab jeden Tag ein anderes Gericht und meist mit frischen Produkten aus dem eigenen Garten. Das war eine Ernährung, die sich sehen lassen konnte und viel gesünder als das was wir heute im Supermarkt für teures Geld bekommen. Reduzieren sie Ihren Fleisch-und Geflügelkonsum, essen sie mehr Gemüse und Kartoffeln, sie tun Ihren Körper gutes damit. Das soll nicht heißen das sie sich zu einem Vegetarier entwickeln sollen, davon bin ich weiß Gott selbst sehr weit entfernt, obwohl meine älteste Tochter mich immer wieder darauf aufmerksam macht wie gesund das sei. Aber es ist nun mal bewiesen das der übermäßige Konsum von Fleisch und Geflügel im Körper Entzündungen hervorrufen kann und das der Nährwert von Gemüse für unseren Körper besser ist als Fleisch. Aber ich lasse mich dadurch nicht von meinem geliebten Steak abbringen, aber etwas einschränken schon, eher weniger aber dafür bessere Qualität essen. Damals als Kind gab es bei uns auch nur einmal pro Woche ein Stück Fleisch, und zwar sonntags, zwei Schweinekoteletts für 4 Personen. Ich bin der Meinung, dass dies durchaus gereicht hat. Um nun nochmal zum Thema des Kapitels zu kommen, ein budgetfreundliches Essen auf den Tisch zu bekommen: Lassen sie das Fleisch weg und essen sie Gemüse, sie werden eine Menge Geld damit sparen.

Kapitel 13: Überwindung von Herausforderungen und Hürden

Die richtige Ernährung ist für ältere Erwachsene wichtig, um die allgemeine Gesundheit und Lebensqualität aufrechtzuerhalten, aber für manche ist es schwierig, genügend Nährstoffe und Kalorien zu sich zu nehmen. Das Älterwerden kann zu vermindertem Appetit und einer veränderten Körperzusammensetzung führen, die durch sensorische Veränderungen, Depressionen und soziale Isolation noch verstärkt wird. Chronische Krankheiten, Medikamente und Zahnprobleme können sich ebenfalls auf die Essgewohnheiten auswirken und zu ungeplantem Gewichtsverlust und verminderter Energie führen. Diese Hindernisse können durch Strategien wie eine ausgewogene Ernährung, die Aufnahme gesunder Fette und Ballaststoffe und die Anpassung der Portionsgrößen überwunden werden. Zu den Tipps zur Problemlösung gehören die Inanspruchnahme von Lebensmittellieferdiensten und die Vorbereitung von Mahlzeiten im Voraus. Regelmäßige körperliche Aktivität ist entscheidend für die Erhaltung der Muskelkraft, des Energieniveaus und des Appetits. Eine gesunde Ernährungsweise kann einen aktiven Lebensstil bis ins hohe Alter unterstützen. Die größte Herausforderung und Hürde ist sicher den inneren Schweinehund zu überwinden. Das war es zumindest für mich, ich hatte mir gesagt, so geht es nicht weiter, du musst was tun und dich mehr bewegen. Also nahm ich mir vor zweimal in der Woche etwas Sport zu treiben. Zu dieser Zeit war ich noch in Deutschland und ohne Partnerin. Ich ging zu einem Fitnessstudio und schrieb mich ein. Es kostete mich jeden Monat 30.-€ und am Anfang ging ich noch regelmäßig dorthin. Aber es fiel mir sehr schwer, mich an diesen Tagen aufzuraffen, um zu trainieren. Nach einer gewissen Zeit hatte ich keine Lust mehr, aber dieses Jahresabo am Hals, was mich verständlicherweise ärgerte. Alles änderte sich, als ich dann nach Thailand umzog, ich war jetzt Rentner und hatte mehr Zeit für mich zur Verfügung, und ich hatte das Glück, das ich eine Partnerin hatte, die die gleichen Interessen hatte wie ich. Aber es dauerte dann doch noch eine ganze Weile, bis wir merkten, dass es für uns am einfachsten war, wenn wir unser Training in eine tägliche Routine einbinden. Und so stehen wir jetzt jeden Morgen um 06.00 Uhr auf (weil es später am Tag zu heiß wird, um zu trainieren), fahren zu unserem Trainings-platz und trainieren eine gute Stunde dort. Dort habe ich auch einen 86-jährigen Thailänder kennengelernt, der jeden Tag noch vor uns dort ist und trainiert. Er fährt jeden Morgen mit dem Fahrrad zum Trainingsplatz und absolviert sein Pro-gramm, dann fährt er anschließend noch ein paar Runden, bevor er sich wieder auf den Nachhauseweg macht. Ich hoffe inständig, falls es mir vergönnt sein sollte dieses Alter zu errei-chen, ebenfalls so fit zu sein wie dieser Mann. Aber wenn ich es schaffe, mein Trainingsprogramm so weiter einzuhalten und dazu dann noch die frischen Gerichte die meine Frau mir jeden Tag kredenzt und zwischendurch die exotischsten Obst-sorten, was will ich mehr? Ich bin jetzt mit 67 Jahren so fit und gesund wie nie zuvor und ich freue mich auf jeden Tag meines Lebens.

Sie können das Gleiche wie ich erreichen.

Packen sie es an !!

Kapitel 14: Die Unterstützung von Gesundheitsfachleuten

„Ich möchte dafür sorgen, dass es für alle Menschen in Deutschland möglich ist, sich gut und gesund zu ernähren – unabhängig von Einkommen, Bildung oder Herkunft."

Bundesminister Cem Özdemir

Das Bundesministerium für Ernährung und Landwirtschaft stellt einiges an Informationen zur Verfügung, folgend die Website: https://www.bmel.de/DE/themen/ernaehrung/gesunde-ernaehrung/ernaehrung-im-alter/aktionsprogramm-senior.html

Damit ist für dieses Kapitel wohl alles gesagt.

Kapitel 15: Schlussfolgerung: Gesunde Ernährung als Schlüssel für ein längeres, gesünderes Leben

Die Ernährungsbedürfnisse des Menschen ändern sich mit zunehmendem Alter. Um fit und mobil zu bleiben, ist es besonders wichtig, auf eine ausreichende Zufuhr von Eiweiß, Vitamin D und Wasser zu achten.

Ein Mangel an Vitamin D kann Muskeln und Knochen schwächen. Da unsere Nahrung nicht genügend Vitamin D liefert und die Fähigkeit der Haut, Vitamin D aus der Sonnenstrahlung aufzunehmen, mit dem Alter abnimmt, ist es notwendig, Vitamin D ab dem 65 Lebensjahr zuzuführen. Außerdem verlieren wir im Alter bis zu einem Drittel unserer Muskelmasse. Um sie zu erhalten, reicht Bewegung allein nicht aus. Wir müssen auch mehr Eiweiß essen, und dabei kommt es nicht nur auf die Menge an, sondern auch auf die regelmäßige Zufuhr über den Tag verteilt.

Während der Kalorienbedarf mit zunehmendem Alter abnimmt, bleibt der Bedarf an Nährstoffen wie Vitaminen und Mineralien gleich. Daher sollten Lebensmittel gewählt werden, die vergleichsweise viele Nährstoffe enthalten. Die Devise lautet nicht, weniger zu essen, sondern besser zu essen. Außerdem ist zu beachten, dass ältere Menschen dazu neigen, kleinere und nicht abwechslungsreiche Mahlzeiten zu essen. Soziale Aktionen wie das gemeinsame Essen mit

Freunden, der Familie oder in einer Gruppe können, dem entgegenwirken.

Letztendlich kann die Beibehaltung einer ausgewogenen und nahrhaften Ernährung im Alter, gepaart mit ausreichender sozialer Unterstützung und Gesundheitsfürsorge, erheblich dazu beitragen, die Langlebigkeit zu fördern und die Lebensqualität zu verbessern.

Quellenangaben

NUMBER:1
URL: https://www.nutrition.gov/topics/nutrition-life-stage/older-adults
TITLE: Older Adults | Nutrition.gov

NUMBER:2
URL: https://health.gov/news/202107/nutrition-we-age-healthy-eating-dietary-guidelines
TITLE: Nutrition as We Age: Healthy Eating with the Dietary Guidelines - News & Events

NUMBER:3
URL: https://www.cdc.gov/chronicdisease/resources/publications/factsheets/promoting-health-for-older-adults.htm
TITLE: Promoting Health for Older Adults

NUMBER:1
URL: https://www.mayoclinic.org/healthy-lifestyle/nutrition-and-healthy-eating/basics/nutrition-basics/hlv-20049477
TITLE: Nutrition and healthy eating Nutrition basics

NUMBER:2
URL: https://www.cdc.gov/nutrition/resources-publications/benefits-of-healthy-eating.html
TITLE: Benefits of Healthy Eating

NUMBER:3
URL: https://www.healthline.com/health/balanced-diet
TITLE: Balanced Diet: What Is It and How to Achieve It

NUMBER:1
URL: https://health.gov/news/202107/nutrition-we-age-healthy-eating-dietary-guidelines
TITLE: Nutrition as We Age: Healthy Eating with the Dietary Guidelines - News & Events

NUMBER:2
URL: https://www.cdc.gov/chronicdisease/resources/publications/factsheets/promoting-health-for-older-adults.htm
TITLE: Promoting Health for Older Adults

NUMBER:3
URL: https://www.myplate.gov/life-stages/older-adults
TITLE: Older Adults | MyPlate

NUMBER:1
URL: https://www.amazon.com/Healthy-Aging-Lifelong-Guide-Well-Being/dp/0307277542
TITLE: Amazon.com: Healthy Aging: A Lifelong Guide to Your Well-Being: 9780307277541: Weil M.D., Andrew: Bücher

NUMBER:2
URL: https://www.nia.nih.gov/health/healthy-meal-planning-tips-older-adults
TITLE: Healthy Meal Planning: Tips for Older Adults

NUMBER:3
URL: https://health.gov/news/202107/nutrition-we-age-healthy-eating-dietary-guidelines
TITLE: Nutrition as We Age: Healthy Eating with the Dietary Guidelines - News & Events

DGE-Ernährungskreis:
Deutsche Gesellschaft
für Ernährung e.V.

https://www.dge.de/gesunde-ernaehrung/dge-ernaehrungs-empfehlungen/dge-ernaehrungskreis/

Das Bundesministerium für Ernährung und Landwirtschaft :
https://www.bmel.de/DE/themen/ernaehrung/gesunde-ernaeh-rung/ernaehrung-im-alter/aktionsprogramm-senior.html

Alzheimer Forschung Initiative e.V. (AFI)
Stiftung Alzheimer Initiative gGmbH (SAI)
https://www.alzheimer-forschung.de/alzheimer/vorbeugen/ernaehrung/

Haftungsausschluss:

Die in diesem Buch bereitgestellten Informationen dienen lediglich allgemeinen Informationszwecken. Der Autor und der Herausgeber dieses Buches haben angemessene Anstrengungen unternommen, um die Richtigkeit und Vollständigkeit der dargestellten Inhalte zu gewährleisten. Sie geben jedoch keinerlei ausdrückliche oder stillschweigende Zusicherungen oder Gewährleistungen hinsichtlich der Genauigkeit, Eignung, Zuverlässigkeit oder Vollständigkeit der Informationen.

Dieses Buch ist nicht dazu gedacht, medizinische Ratschläge zu erteilen oder die Beratung durch eine qualifizierte medizinische Fachkraft zu ersetzen. Dem Leser wird empfohlen, einen Arzt zu konsultieren, bevor er Änderungen an seinem Gesundheitsprogramm vornimmt, insbesondere wenn er Vorerkrankungen hat oder Medikamente einnimmt. Jeder Verlass auf die in diesem Buch dargestellten Informationen erfolgt ausschließlich auf eigenes Risiko des Lesers.

Der Autor und der Herausgeber lehnen jegliche Haftung für direkte, indirekte, zufällige oder Folgeschäden ab, die sich aus der Verwendung des Inhalts dieses Buches oder dem Verlass darauf ergeben. Dies schließt Fehler, Auslassungen, Ungenauigkeiten oder Verzögerungen in den bereitgestellten Informationen ein, ist aber nicht darauf beschränkt.

Die Aufnahme von externen Links oder Verweisen auf Websites, Produkte oder Dienstleistungen Dritter in diesem Buch stellt keine Billigung oder Empfehlung dar. Der Autor und der Herausgeber haben keine Kontrolle über den Inhalt oder die Verfügbarkeit von externen Websites und sind nicht verantwortlich für den Inhalt oder die Handlungen auf diesen Websites.

Die in diesem Buch zum Ausdruck gebrachten Ansichten und Meinungen sind ausschließlich die des Autors und spiegeln nicht notwendigerweise die Ansichten des Herausgebers oder einer anderen mit dem Buch verbundenen Partei wider.

Es wurden alle Anstrengungen unternommen, um das Urheberrecht und die Rechte an geistigem Eigentum zu respektieren. Sollte in diesem Buch versehentlich Material ohne Erlaubnis oder korrekte Quellenangabe verwendet worden sein, wenden Sie sich bitte an den Herausgeber, der die entsprechenden Korrekturen vornehmen wird.

Die Leserinnen und Leser werden aufgefordert, alle in diesem Buch enthaltenen Informationen unabhängig zu überprüfen und Entscheidungen auf der Grundlage des dargestellten Inhalts nach eigenem Ermessen zu treffen.

Durch die Lektüre dieses Buches erkennen die Leser die Bedingungen dieses Haftungsausschlusses an und stimmen ihnen zu. Wenn Sie mit diesen Bedingungen nicht einverstanden sind, fahren Sie bitte nicht mit dem Lesen dieses Buches fort.

Weitere Bücher des Autors

Schwarzer Knoblauch: Gesundheitsbooster für Ihren Körper

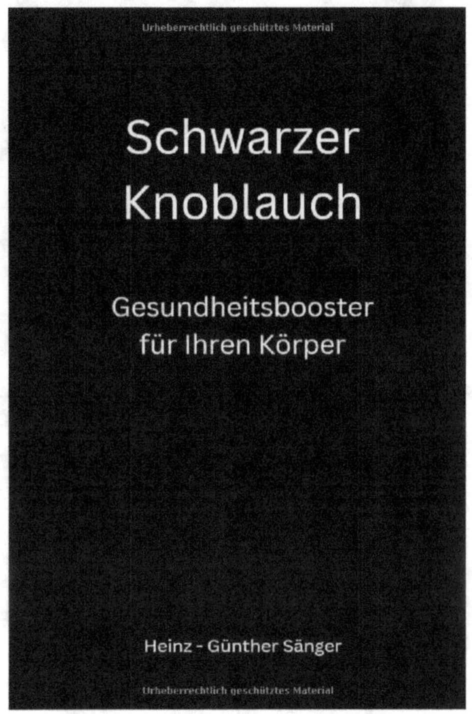

ISBN-13 : 979-8358855816

Die Magie der Zwiebel: Die Kraft der Zwiebel in der gesunden Küche entdecken.

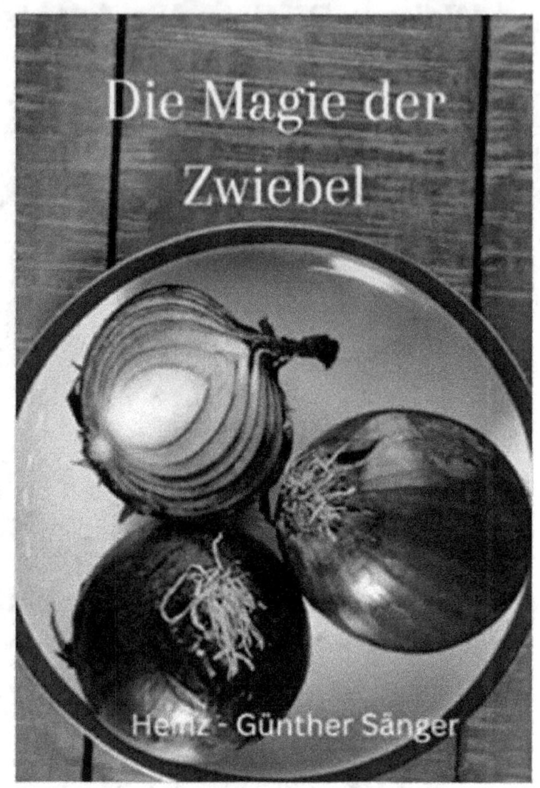

ISBN-13 : 979-8391499794

Heinz - Günther Sänger

Welt der Chilis: Gesundheit, Geschmack und Inhaltsstoffe der schmackhaftesten Paprika der Welt.

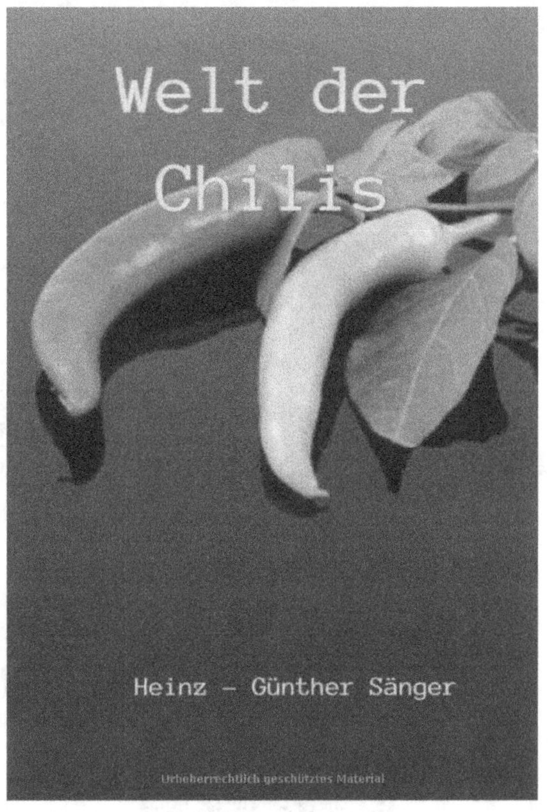

ISBN-13 : 979-8391758280

Noni : Polynesischer Wunderbaum ???

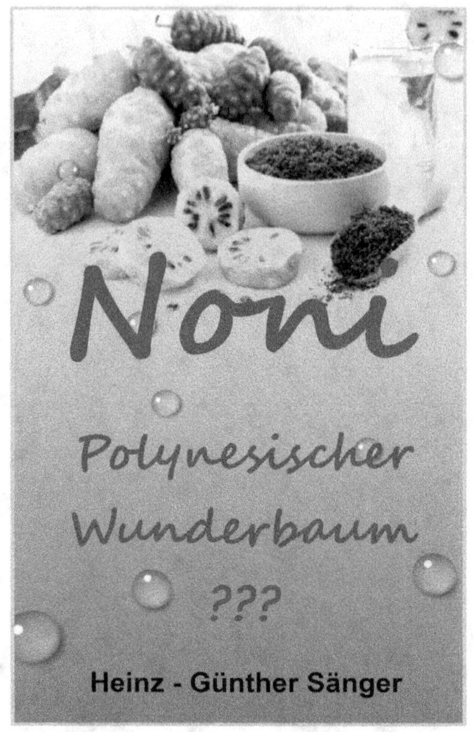

ISBN-13 : 979-8366733533

Heinz - Günther Sänger

Ingwer: Die Geheimnisse einer kraftvollen Wurzel

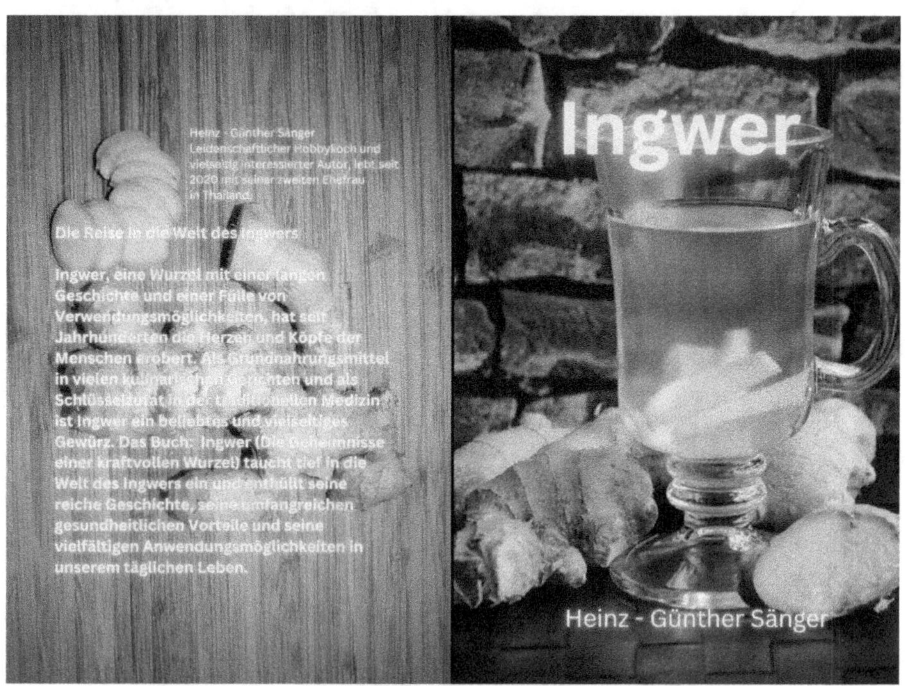

ISBN-13 : 979-8392071401

Aloe Vera - das grüne Rätsel

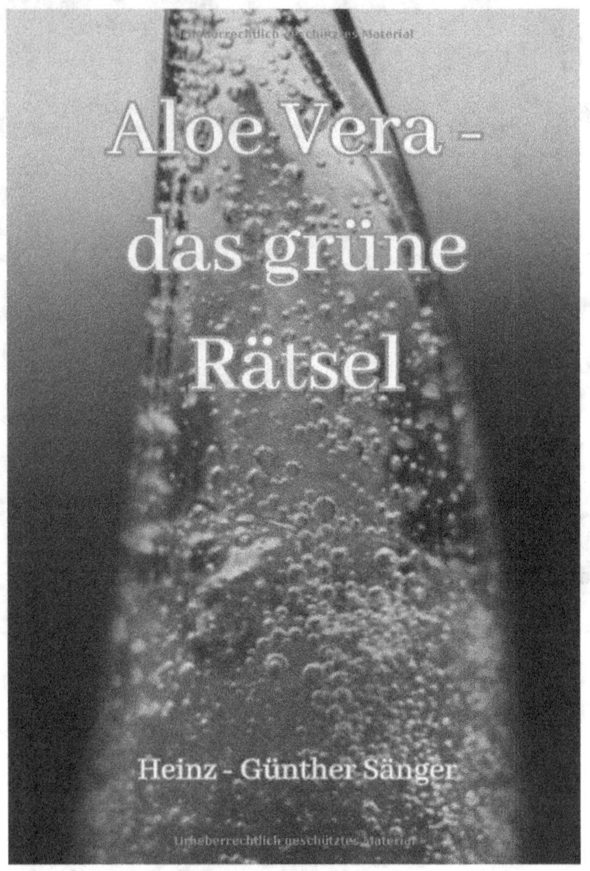

ISBN-13 : 979-8392271245

Feng Shui

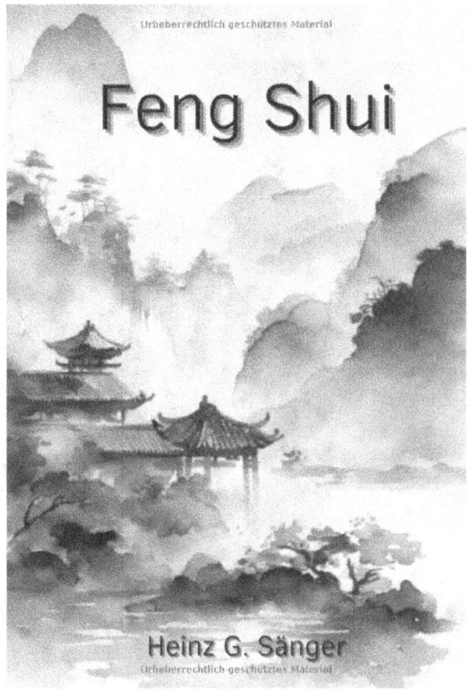

ISBN-13 : 979-8390935415

So war die Steinzeit wirklich

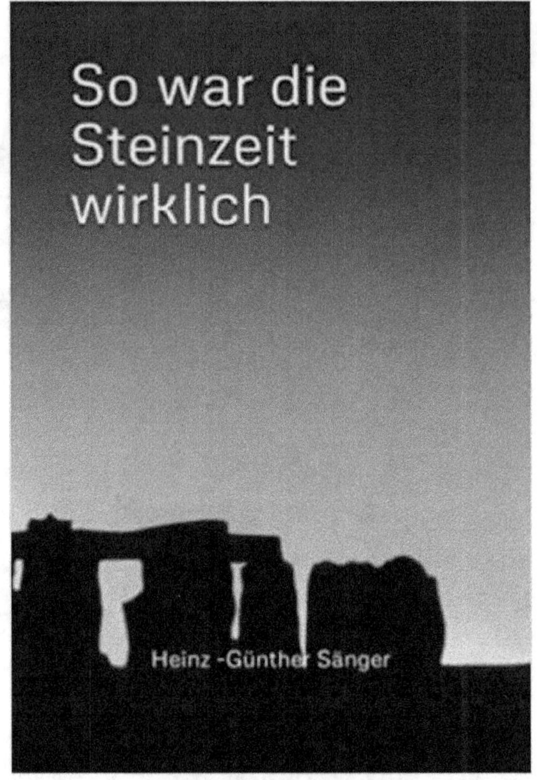

ISBN-13 : 979-8392511327

Heinz - Günther Sänger

Kochen mit Künstlicher Intelligenz: „Das Kochbuch der Zukunft - erstellt durch eine Künstliche Intelligenz!

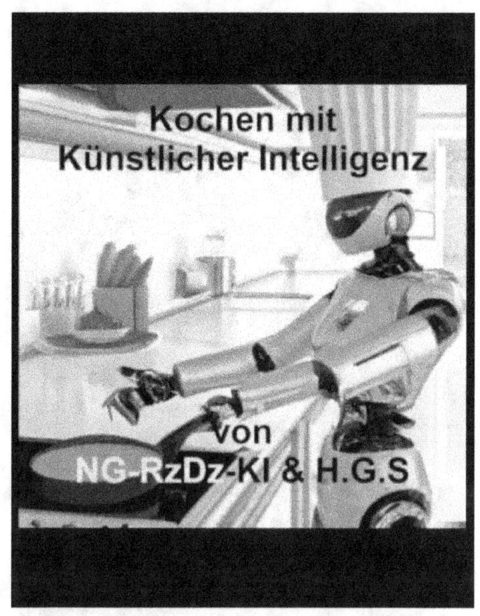

ISBN-13 : 979-8378519804

Locked down in Laos: oder wie Ich lernte das Virus zu hassen

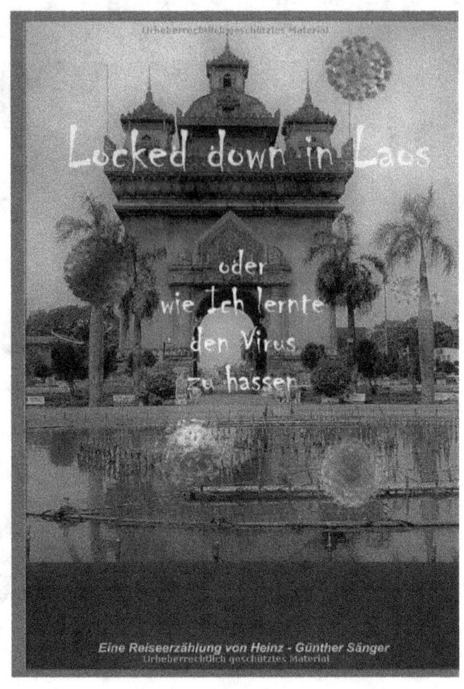

ISBN-13 : 979-8832445953

Senioren Backpacker: Von der Halong Bucht bis zum Goldenen Dreieck

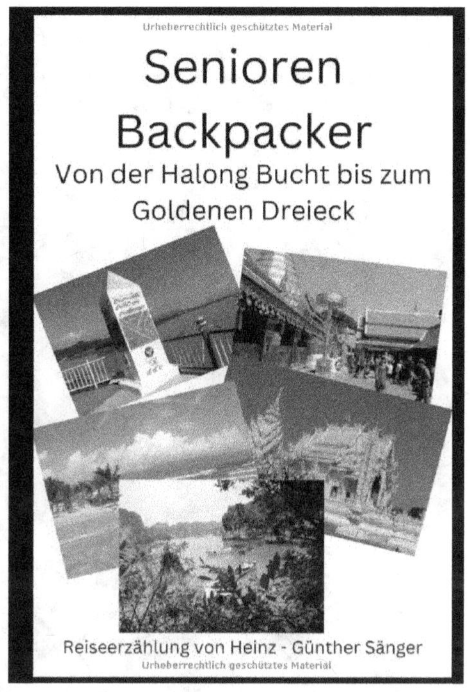

ISBN-13 : 979-8368315690

Rentnertraum Thailand: Was muss ich beim Auswandern beachten

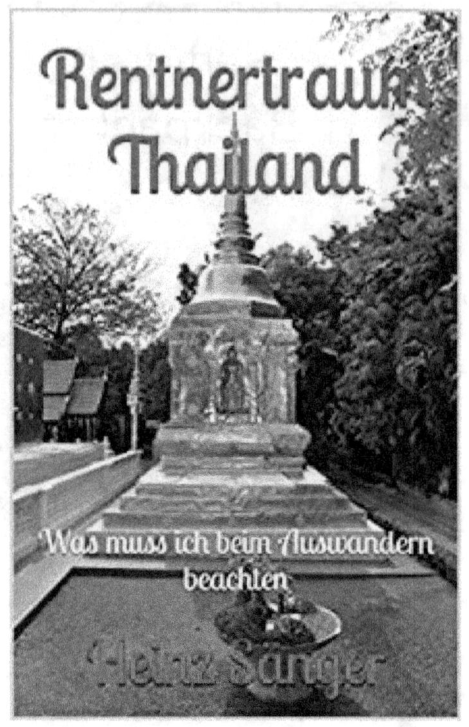

ISBN-13 : 979-8379248727

Heinz - Günther Sänger

Kurkuma: Der goldene Schatz Asiens

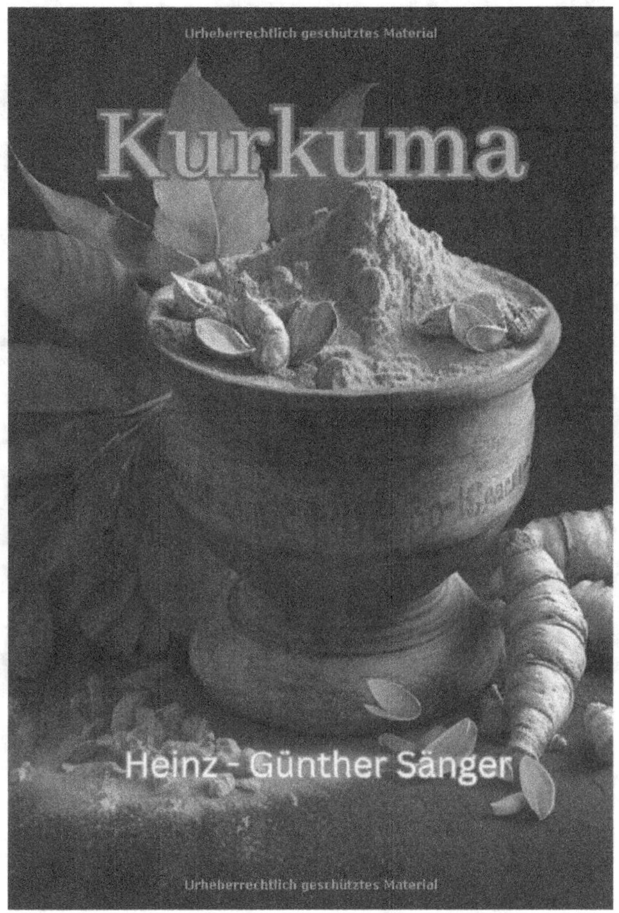

ISBN-13 : 979-8393511913

Neandertaler

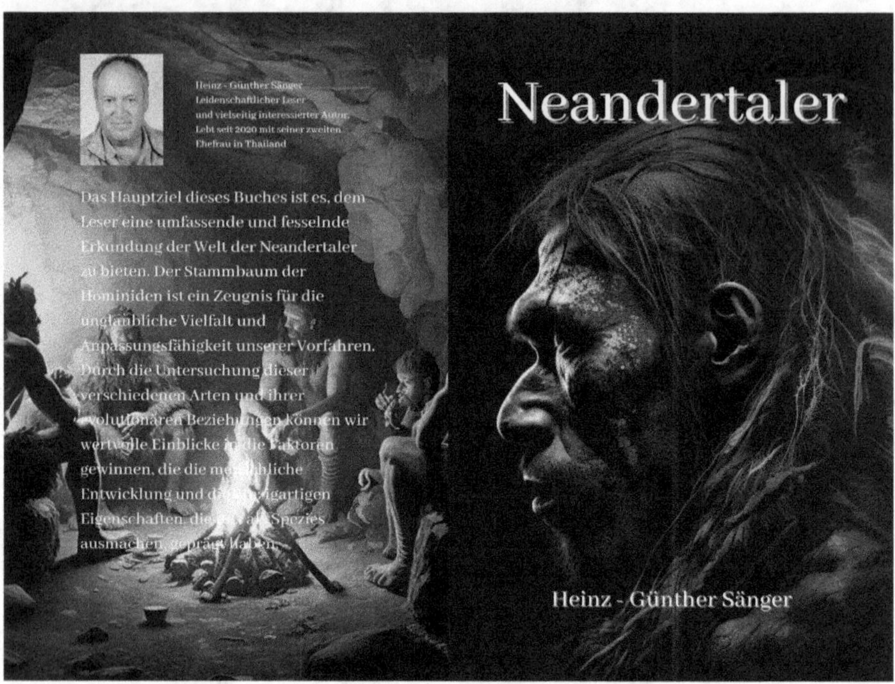

ISBN-13 : 979-8392874620

Kokosnuss

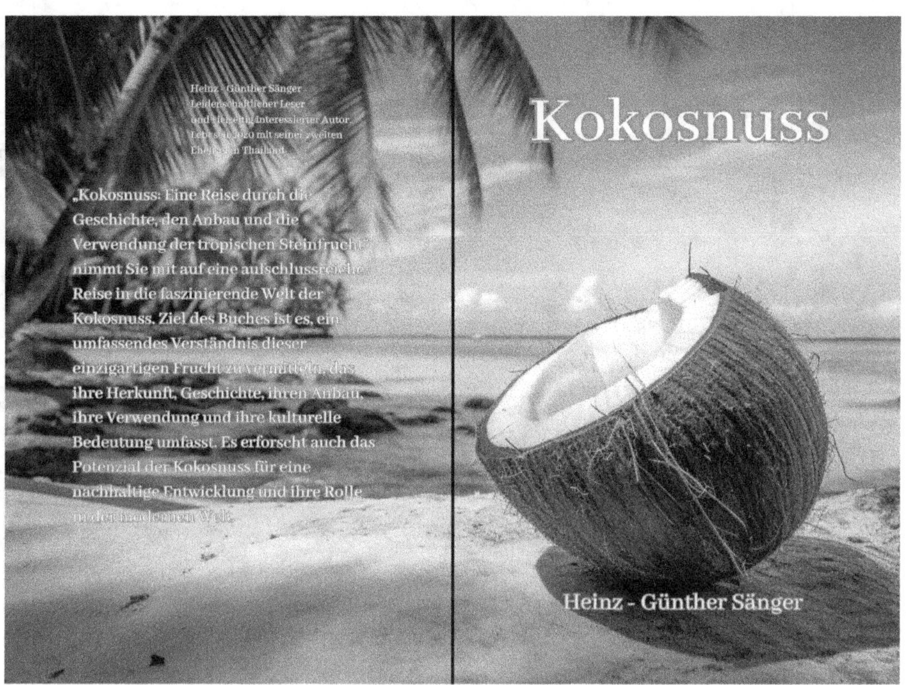

ISBN-13 : 979-8394208768

Schwarzkümmelöl: Das schwarze Gold Ägyptens

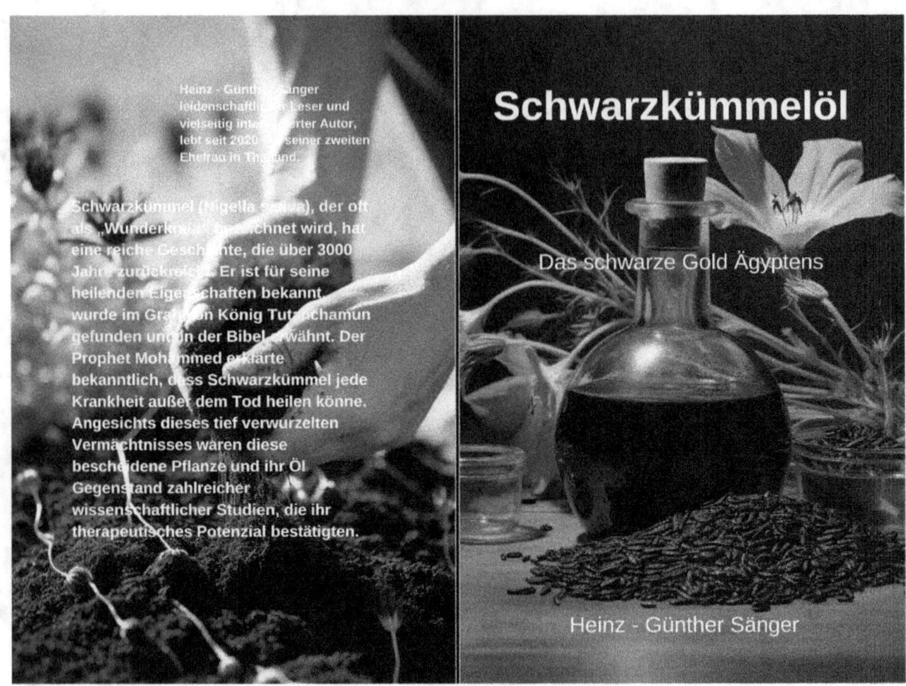

ISBN-13 : 979-8852590626

www.ingramcontent.com/pod-product-compliance
Lightning Source LLC
Chambersburg PA
CBHW050041260726
48658CB00005B/1716